U0001918

# 身體前彎及髖關節伸展瑜伽

## 矯正骨盆、強化肌群、遠離疼痛的身體解剖書

YOGA Mat Companion

作者／雷・隆　譯者／李岳凌、黃宛瑜　審訂・導讀／Judy 吳惠美、趙子杰

VIPARITA KARANI

SAVASANA

UBHAYA PADANGUSTHASANA

PADMASANA

KROUNCHASANA

JANU SIRSASANA

HANUMANASANA

DANDASANA

PASCHIMOTTANASANA

TRIANG MUKHAIKAPADA PASCHIMOTTANASANA

KURMASANA

UPAVISTHA KONASANA

SUPTA PADANGUSTHASANA

PARIGHASANA

SUKHASANA

BADDHA KONASANA

ARDHA BADDHA PADMA PASCHIMOTTANASANA

NAVASANA

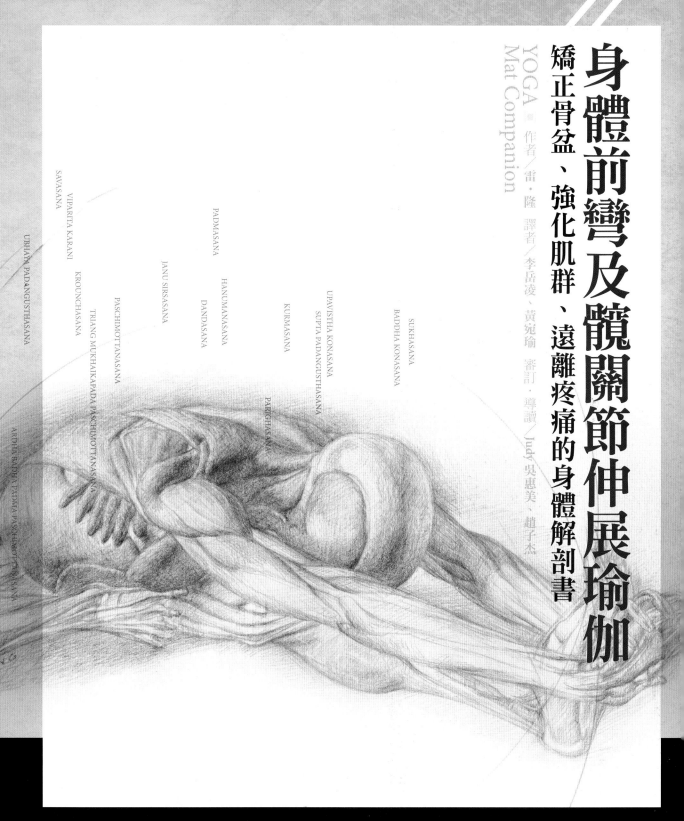

KURT LONG

# Anatomy for
# Hip Openers and
# Forward Bends
## by Ray Long

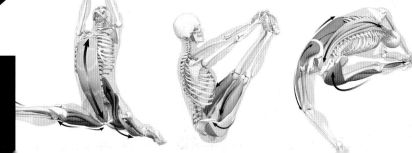

# 目錄

# 開胯和前彎，
# 永遠要用對的肌肉去做對的動作！

## JUDY 吳惠美

對現代人來說，有太多潛在的健康問題都源自於多坐少動的生活型態，長期下來就造成肌肉過勞的現象，特別是下背痛。但下背痛只是表象，潛在的遠因是長期久坐造成髖關節活動不良，使得髖關節四周的肌肉處於失衡狀態，連帶使得骨盆容易後傾。因此從側面來看，就像是個萎靡不振的猿人在打電腦！這就是現代人最易忽略的健康警訊：不良的姿勢導致骨架走位，進而引起肌力失衡，種下長期痠痛的病兆。

仔細觀察現代人練習瑜伽，多有髖關節過緊的情形，大至無法劈腿，小至無法散盤而坐。另一個練習瑜伽最大的挫折，就是無法前彎。站姿前彎時，無法手碰地；坐姿前彎時，無法手碰腳。

開不了胯、彎不了身，活著絕對沒問題，但老了問題很多。

諸如腸胃蠕動不良、走路如老嫗般慢吞吞、背駝到無法躺著入眠，胸口永遠如壓著一塊大石而喘不過氣……這些看似不相干的症狀，其實正是自己長期忽略開胯和前彎重要性。古人說，足三陰經足走腹主肝、脾、腎三經，想要內臟血氣足，伸展足三陰自為首要之務，而開胯就是最好的動作。

其次，前彎動作若能配合呼吸，吸氣時伸展雙臂和上半身，吐氣時縮腹，以慢、緩、細之姿將氣透過縮腹的方式吐出，就能運動到腹腔的內臟，促進新陳代謝的運行。人體的內臟柔軟而有彈性，而腹腔又不像胸腔有骨頭保護，是中空的體腔。而前彎動作搭配呼吸的目的，就是透過吐納，吐故納新，讓身體的臟腑保持在彈性狀態。前彎，就是幫助身體做內臟大清掃的最佳動作。

對多數人來說，無法前彎和開胯，都是筋骨太緊的緣故。雖然有心想要練習開胯和前彎，但又怕受傷害！尤其是遇到熱情有餘專業不足的老師，那真的只能冒著筋骨被撕扯的風險，勉強自己努力練。

是不是練習瑜伽體位法，都要這麼痛苦？

早期傳統練習瑜伽開胯的方式，指導者都是下壓練習者的臀部，一鼓作氣打開大腿內側的筋。這對許多人來說，簡直是噩夢一場；對少數不慎拉傷髖關節肌肉的人來說，則是一場永遠不會醒的夢魘。他們無論走路或是稍做開胯的動作，就會扯到骨盆內側的肌肉，這種被拉扯又找不到根源的痛，只有當事人最清楚。

前彎，也是一樣。很多初學者只要坐姿前彎，背通常都是拱得高高的，這時指導者會壓背，讓背貼近大腿。但這種動作十分危險，因為重壓背部會導致脊椎骨受力過大，引發諸多潛在風險。然

而，仍有很多人以錯誤的方法在練習坐姿前彎或站姿前彎，這就是為什麼很多人會練出脊椎滑脫或是椎間盤凸出等林林總總的問題。

那不練習開胯和前彎，總可以吧！

除非年老的時候不想走路，否則前彎和開胯是一定要練習，而且每天都要練習的動作。特別是開胯，要動的是髖，也就是髖關節，這是全身最舉足輕重的關節。現在可以試著閉著眼睛走路看看，去想自己是如何邁開第一步：下半身要能走動，率先啟動整個步態的，正是髖。所以古人早有明訓，走路是靠腰，腰帶動髖，髖驅動腿，進而引領膝和踝的運轉。髖能動，人就靈活；髖不能動，人就老化。也正因如此，古人在練功夫時，首重開胯，蹲馬步。

那要如何安全地練習開胯和前彎呢？

答案很簡單，就是作者一再強調，練習者務必要用對的肌肉去做對的動作，而這個動作必須符合關節的特性。

這本書裡針對開髖和前彎設計了幾種體位法，乍看之下沒有特別殊勝之處，體位法看起來也沒有高難度可言。然而，有多少人是用對的肌肉去做對的動作？愈是簡單的體位法，愈是有深度。以蓮花坐式為例，這是瑜伽的基本動作，也是一般修行者打坐的坐姿。很多人為了讓自己的雙膝能做雙盤，無所不用其極地以雙手下壓膝關節。對一般人來說，盤腿的蓮花式坐主要關卡就在膝關節，只要膝一鬆，盤腿自然水到渠成。一般坊間的教法，是教大家抖動膝關節，不斷做膝屈和膝伸的動作，讓膝蓋靈活之後，盡全力將小腿拗到在大腿上。

但是，這本書的作者雷‧隆，骨科醫生出身、練習瑜伽逾20年、受過嚴格醫學訓練的瑜伽者，很明白一般人練習瑜伽的盲點。他在書中清楚地指出，蓮花坐練習的重點在於髖關節，而不是膝關節。他寫了以下這段文字：

「髖關節必須夠開，才可在安全無虞的情況下完成蓮花坐式，特別是外旋的動作」（Achieving Lotus safely require great flexibility in the hips—especially in external rotation.）。看到「髖關節」和「外旋」這兩個關鍵字了嗎？這就是安全練習蓮花坐式的訣竅。

只要你學會使用正確的肌肉去做正確的動作，那麼體位法就會被拆成小小的步驟。只要完成一個小動作，接續而下，自然就能無痛地完成體位，久而久之，開胯和前彎也就能在不受傷的準則下自然完成。

很開心能為這本書審訂和寫推薦文，因為對許多人來說，這本專門探討前彎和開胯的瑜伽墊上解剖書，是一本很實用的工具書。數十幅精美的插圖，清楚地描繪體位法啟動到的肌肉，以及體位法的步驟，最後再以簡短扼要的文字提醒大家要以：

「正確」的肌肉啟動「正確」的關節，完成「正確」的體位法，進入穩定而放鬆的狀態。

三個「正確」，表示在本書中十分強調任何體位法都必須以尊重身體為至高無上的準則，也就是以安全的練習方法來練習瑜伽，而不是一味地突破自己的極限。

特別是髖關節。不要以為開髖一定要開得很徹底，很多資深練習者因為一味地練習開髖，導致肌力失衡，或是拉傷大腿周圍的肌肉，髖關節也因此常出現異聲。這就是髖關節沒有處在正位，導致活動時因肌力不協調而產生關節咬合不順的情況，久而久之，關節軟骨會被磨損。軟骨一旦磨損，就會導致上下骨頭不斷磨擦，長期不當地活動關節，時間一久就會有骨刺產生。

這時，才想到該如何拯救髖關節，恐怕要花更多力氣才能力挽狂瀾於既倒。

記得很多年前，有一位同學體位法練得很好，但就是開不了胯。為了一圓瑜伽老師夢，她苦練開胯。她的老師也表示，想教瑜伽、學好瑜伽，開胯成一字馬是必備條件。

有一回她在練習左右劈腿時，老師雙手壓在她臀部，鼓勵她加油，還差一點就全開了，不要放棄！隨著雙腿幾近完全貼地之際，老師用上半身的力量整個壓上去。成功了！全場都為她鼓勵，她也流下開心的眼淚。

她真的練成功了——但只有當下。後來，她發現走路時髖關節會卡卡的，站姿前彎時，骨盆裡面有一條筋會被牽扯，走久時，大腿也會卡住，要停下來喬一下，才能繼續走路。後來，她很少來教室，她說她不想當瑜伽老師了。她只想要找回健康的髖關節。

這是十幾年前的往事。但她的神情，令我印象深刻。開胯，不是開了就好，如何安全地練習開胯，這才是重點。永遠要記得：要用對的肌肉去做對的動作，這是審訂這本書時，最大的體認。真是吾道不孤！

# 腰部、骨盆與髖關節，人體動力的來源，平衡與穩定能力的樞紐

趙子杰

## 髖關節，人體站立和行走的樞紐

人體的肌肉骨骼關節系統，能做出不同動作，讓肢體產生各種功能，諸如上肢的精細操作，下肢的平衡行走，頭頸部以及軀幹的轉動與前彎後仰等。對整個人體而言，這些動作都非常重要。但若單就下肢而論，雙腳運動讓人體能行走移位，則是人類特有的功能。以雙腳行走需要非常特別的構造，而整個人體下半身的肌肉骨骼關節系統，就是針對這個功能所設計。

從前面看，下半身的構造是骨盆和兩側下肢，由肌肉、骨骼和關節形成類似建築物拱門的結構，去承載上半身重量。位在骨盆中央的薦椎往上連接到上半身的脊椎骨，兩側則往下分別和股骨形成髖關節，然後繼續延續到雙腳的膝關節、踝關節以及足部。足部與腳踝具有各種形狀的關節，足踝因而能進行三度空間的多方向動作，在行走時適應地面各種高低變化。

膝關節的動作以前後方向的彎曲伸直為主。在行走跨步離開地面擺動時，膝關節會呈彎曲狀態，一旦步伐跨出、腳跟著地，便轉為伸直。這樣的行走過程能讓下肢動作能非常省力且有效率。你可以站起來，用平常的步伐來回走幾趟，再試著將一隻腳的膝關節打直走走看，就會發現身體得使用額外的動作，才能向前跨步。

髖關節則連接下肢骨骼和人體中軸骨骼，是下肢關節中活動度最大的關節。行走時，當右腳往前跨出、足部著地之後，會把身體往前推進，這些力量便來自髖關節前方與後方的肌肉。試想，當右腳提起、跨出步伐、懸空往前擺動時，只有左腳站在地面支撐整個身體，此時身體為何不會晃動失去平衡？答案就是髖關節內外側肌群和深層肌肉的共同作用。

雙腳的肌肉骨骼關節系統，不論是行走或跑步，都必須面對兩種情形：足部著地時，需要穩定度以承受身體重量和地面反作用力；步伐跨出、足部懸空沒有負荷時，則需要活動度讓足部快速移動。隨著步伐前進，雙腳構造交互承受這兩種狀態，進行活動度與穩定度之間的快速變換。髖關節的肌肉是主要動力來源，髖關節架構也是下肢關節中提供最多動作量和負荷量的關節。由於髖關節特殊的球形關節構造和股骨頸與股骨幹之間125度的夾角，讓這個關節能同時具有良好的活動度與極佳的穩定度。

## 久坐不動者或運動員的髖關節狀態

文明的進步，讓人們坐在椅子上的時間越來越長，當人體由站姿變成坐姿，髖關節便處於完全不

同的狀態。站立或行走時原本需要支撐體重的髖關節，頓時卸下了負擔，變成由骨盆的坐骨、薦椎、脊椎以及周遭肌肉來承受上半身的重量。此時髖關節處於彎曲90度的靜態位置，前方組織會縮短，後方組織會拉長。倘若長時間處於坐姿，髖關節前方的組織便會遭受過多擠壓，後方則承受過多延展的張力，長期下來對肌肉關節組織而言都是不健康的。上半身直立的工作在站姿中原本是由腰部與臀部肌肉共同負擔，到了坐姿都轉移到腰部肌肉，久坐之後，腰部自然覺得疲勞。當關節長期處於這種不均勻的受力狀態，加上工作忙碌，沒有足夠的運動來刺激這些關節組織，整個肌肉骨骼關節系統便會逐漸失去原有的強度。

至於經常運動的人或選手，身體的肌肉骨骼關節系統會因應不同的運動型態去強化特定肌群，造成左右側關節的受力與功能有所差異，再加上各種運動傷害影響了肌肉與關節組織的柔軟度，此時若是缺乏足夠的休息時間與復健訓練，原本所具備的協調穩定能力和肌肉關節系統的肌耐力與柔軟度，也會隨著不斷發生的運動傷害而下降，進而干擾運動競技的技巧。

不論是一般人或是運動選手，藉由開展髖關節的運動，便能給予這些組織適當的外力刺激，改善關節周遭的循環，讓組織獲得修補，而逐漸恢復原有的能力。改善髖關節同時還能減輕腰部負荷，再配合其他的腰部運動，可進一步強化腰部的肌耐力與穩定度。對於運動造成的身體左右兩側差異，也可以藉著對稱的開展髖關節或身體前彎動作，找出問題，進而訂出訓練計畫，重新調整。利用運動來刺激肌肉骨骼關節組織，除了改善組織的循環、提供營養進行修復之外，運動的力量也會引導組織在修復過程中依照受力的方向生長，進而大大提升這些組織的強度。

## 跟著本書開展髖關節

本書的安排，以開展髖關節並增加柔軟度為先，再進入前彎體位來開展腰部，是有相當道理的。倘若髖關節還無法靈活活動身體就進行前彎，腰部將無法從這些動作中獲益，甚至還承受更多負荷。雖然腰部尚未開展便貿然進行髖關節的各項活動，對髖關節也是無益，但是髖關節整體的靈活度比腰部還要好，且腰部受傷的風險比髖關節大，所需的復原時間也較長。因此相對而言，先開展髖關節再進入腰部前彎的動作是比較安全的作法，而作者所列出以仰躺的方式來開展髖關節的各種體位法，也不會壓迫腰部。

開展之後的髖關節與骨盆可以構築出一個穩定的平台，讓上半身與下肢可以在這個平台上進行各種動作。書中所介紹的練習方法，都是整體連貫的活動，從開展髖關節的擺位、肌肉的控制，可

以一路往下經過膝關節來到足踝，也可以往上經由腰椎、胸廓、肩關節到頭頸部，再由肩關節經過手肘一直到手部。這些體位包含對稱與不對稱的動作，對稱的體位法可以幫助讀者了解身體兩側的差異，不對稱的體位法則能加強改善某個部位的構造。作者不斷強調，一個體位法訓練得當，同時就能打通練習其他體位法所遇到的障礙。

本書作者以開展髖關節和身體前彎兩個主題介紹各種瑜伽的體位法，書中不只運用肌肉伸展與關節運動來增加肌肉與關節的柔軟度，更介紹下肢各個關節肌群在每個體位的練習過程中是如何進行收縮，以及利用關節肌群之間的收縮順序來微調關節或肌肉狀態，讓讀者能更安全地做出更完美的動作。但是請不要只注重這些體位的動作與姿態，因為作者所提供的收縮與放鬆技巧，不僅是練習瑜伽的訣竅，對於整個身體肌肉骨骼系統的活動度與穩定度，均有莫大助益。腰部、骨盆與髖關節所構成的區域，供應了人體活動所需的動力，也提供軀幹平衡穩定的能力。開展髖關節，並且增進身體前彎的能力，對減緩現代文明社會的各種腰背痠痛，有很大的幫助。

讀者不妨安排一個練習計畫，逐步讓每個部位的關節、韌帶、肌腱都能適當伸展，改善循環，並修補、增強這些組織。對肌肉組織而言，除了能得到前述伸展的益處，還可增加腦部對肌肉收縮的認知能力（muscle awareness）。各種動作所產生的壓力，也可以讓骨骼系統變得更堅實。

對一般人而言，練習瑜伽的益處是改善身體的動作技巧，減少日常生活的動作所造成的肌肉骨骼關節系統傷害與功能失調；對運動員而言，則是增進身體的穩定度與提升運動技巧。這本書不僅是練習瑜伽的必讀書籍，對於從事其他運動的讀者，也是提升自身運動技巧絕佳的參考資料。

# 簡介

中國有句俗話說：山不轉路轉。如果眼前有個重大的目標難以達成，你要適時地調整策略，再朝既定的目標前進。瑜伽體位如同這些目標，有時並不易達成，當你做不到的時候該怎麼辦？你大可留在原地，打消前進的念頭，或者，即時改弦易轍，調整自己的練習策略。切記，改變策略時必得足智多謀，才可真正排除障礙，讓自己在安全無虞的情況下，如願達成以往做不到的體位。本書即在教你善用科學知識技巧，達成這些目標。

假設你正在練習束角式，也為了讓大腿貼近地面，用盡各種方法：先是把膝蓋下壓，再於小腿上施力，無奈一點進展也沒有。此時你心想，如果繼續用這些老方法，效果恐怕十分有限，於是決定改變策略。由於肌肉太過緊繃，無法進入更深的體位，為了改善這種狀況，你改用誘發式伸展，拉長那些緊繃的肌肉。在誘發式伸展的幫助下，大腿不但距離地面更近，還可以刺激骨盆區域的神經受器，照亮第一、第二脈輪，打通能量阻塞。此外，透過這種方式，你更加察覺到自己身體兩側不平衡的狀態，而這一層全新的認識與理解，爾後又會被你帶進其他體位。久而久之，你對瑜伽的體悟自然變得豐富而廣闊。

假設你在練習前彎時，老是覺得下背非常緊繃，這時與其放棄，何不換個練習方式？你可以嘗試收縮腹肌。這會讓處於伸展狀態的背部肌肉受到交互抑制作用的影響，且腹肌一收縮，腹腔便會形成「氣囊擴張」的效果，支撐住腰椎。調整策略其實輕而易舉，成效更十分顯著。這也是把西方科學知識和哈達瑜伽智慧巧妙結合的最好例證。

在印第安文化裡，喚雨巫師會藉由儀式活動，紓解民眾緊張的情緒。瑜伽其實也一樣，練習瑜伽有助於我們紓解肉體和精神上的緊繃。無論你是單純的練習者或是瑜伽老師，當你祈雨時，都應當懂得隨機應變，善用智慧。

# 如何使用本書

練習瑜伽就像穿越一道道大門,每開啟一扇門,你就會發現體位法的全新可能。開啟第一道門的鑰匙,是要理解各個體位的關節擺位。我們一旦認識了關節擺位,自然懂得判斷哪些肌肉調控體位的外觀,以及哪些肌肉被伸展開來。啟動正確的肌肉是關節處在正位的不二法門,我們通常從原動肌(prime mover)開始。原動肌群一旦啟動,骨骼便隨之處於正位。深化體位法的要領在於善用我們的生理學知識,以拉長各個體位所延展的肌群。若能掌握以上重點,姿勢自然到位,瑜伽的益處也會逐漸顯現出來,包含:增加柔軟度、高度覺知、身心愉悅,以及深層的放鬆。

這個系列書籍的內容具有固定結構,每冊專論單一種類的瑜伽體位,並涵蓋以下章節:

- 重要觀念:介紹瑜伽體位法背後的生物力學和生理學原則。
- 鎖印瑜伽法則:練習瑜伽體位法時,如能善用這簡單的五步驟,便能增加柔軟度、耐力和精準度。
- 體位介紹:詳細解說各個體位。
- 動作指引:解釋身體動作的形態和名稱,並繪製圖表,清楚羅列出每個動作會用到的肌群。
- 解剖學索引:以圖說介紹骨骼、韌帶和肌肉(注明肌肉的起端、止端和動作)
- 專有名詞解釋
- 梵文發音與體位索引
- 中英文體位譯名索引

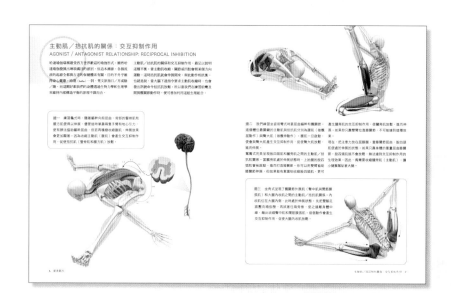

圖一　重要觀念這章教你怎麼把生物力學和生理學知識運用在體位練習上。此章必須先熟讀,往後更要時常回頭複習。

圖二　每個瑜伽體位開頭第一頁，都會介紹關節的基本動作和擺位，並提供體位的梵文名稱和中、英文譯名。由此你將認識各個體位的基本樣貌，並清晰掌握各項細節。

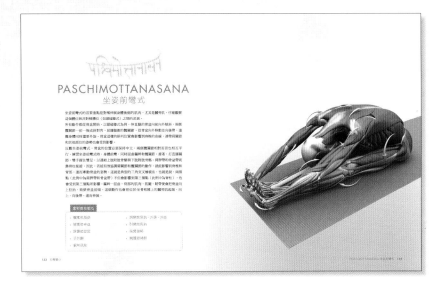

圖三　準備動作這一頁，是要引導你慢慢進入某個瑜伽體位。如果你是瑜伽新手，或練習的時候感覺肌肉有些緊繃，那麼就改採這些替代式。一般說來，替代式所動用到的肌群與完成式並無不同。無論你練習何種替代動作，皆可從中獲得益處。

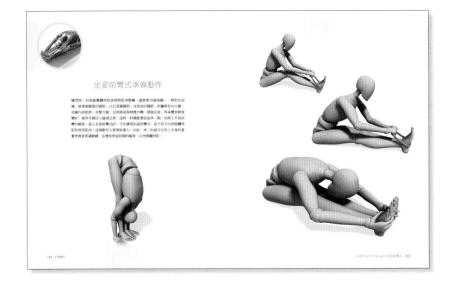

圖四　本書利用詳細的步驟解說圖，教你如何收縮（啟動）控制關節擺位的肌群，結尾則簡要歸納所有伸展的肌群。深淺不等的藍色代表收縮的肌肉（原動肌群以深藍色標示），紅色則代表被伸展的肌肉。善用體位介紹一節，便能充分掌握該各個體位的解剖學知識。

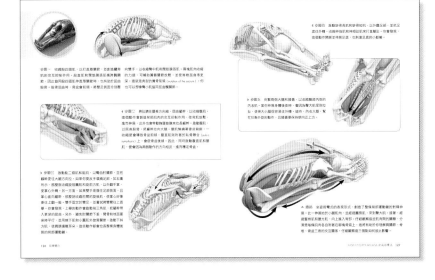

# 練習指引

視覺藝術家常用一些識別技巧，將觀眾的注意力導向特定事物，或是讓某個事物變成眾人注目的焦點。最常見的例子是分類、重複和連續。你也可以把這三項原則運用在瑜伽練習上。所謂分類，就像這個系列的書籍會將所有瑜伽體位分門別類，把型態比較接近的體位結合起來。接下來，就是透過重複練習，刺激特定的肌群。例如在某一回合練習裡，重複啟動並刺激腰肌及其協同肌，直到你可以有意識地控制這些肌群。最後，在你精心規劃下，串連起不同體位以創造出連續性，你可以從一個體位流暢地進入下一個體位，而前一個體位的練習也有助於你深入下一個體位。要獲得最大的效果，就要充分發揮分類、重複和連續這三項原則，如此一來，練習的效益便會遠大於只是把所有體位從頭到尾走過一遍。

我在喚醒腰肌的系列動作中就運用了這三項原則。練習過程中，會把幾個站姿體位串成一組連續動作，藉此重複刺激腰肌。腰肌通常不容易啟動，但透過這個方法，我們就可以清楚察覺腰肌的存在。腰肌一旦被喚醒，就會自動協助需要用到腰肌的瑜伽體位，使這個體位在練習過程中更正確、流暢。無論你是從事教學，或只是想要設計自己的練習流程，都別忘了善用分類、重複和連續這三大原則。

除了嚴謹規劃，藝術家還會用另一種技巧，把隨機、偶然的元素帶進作品，而信手拈來的成品往往叫人歎為觀止。這也跟占卜有異曲同工之妙。就拿中國古老的智慧之書《易經》來說，一手拿著《易經》提出問題，另一手隨機丟擲銅板，沒想到銅板翻轉的模式居然與回答問題的卦象，在更深的層次上完全吻合。其實，這些方法就是把理智元素從整個局勢中剔除掉，讓人走進潛意識和無形的世界裡。

同樣的技巧也可運用在瑜伽練習裡。如果你已經規律地按一組動作練習，那麼隨機方式對你助益尤其大。每個月，隨意挑選五個體位徹底研究一番，了解每個體位的構成要素，並思索這些體位之間有何關聯，最後再把這五個體位串成一組練習動作。久而久之，你對瑜伽體位的了解將深受改變與衝擊，甚至可以設計出一套很棒的練習順序。分析瑜伽體位時，別忘了善用本書，隨時拿出來查閱。

# 重要觀念
## KEY CONCEPTS

# 主動肌／拮抗肌的關係：交互抑制作用

## AGONIST / ANTAGONIST RELATIONSHIP: RECIPROCAL INHIBITION

哈達瑜伽堪稱最受西方世界歡迎的瑜伽形式。雖然哈達瑜伽發展出琳琅滿目的派別，但追本溯源，各個流派的起源全都與古老的保健體系有關，目的不外乎維持身心健康。哈達（hatha）一詞，梵文原指日／月或陰／陽，而這剛好跟我們的身體透過生物力學和生理學來維持內部構造平衡的原理不謀而合。

主動肌／拮抗肌的關係和交互抑制作用，最足以說明這種平衡。當主動肌收縮，關節或四肢會朝某個方向運動，這時拮抗肌就會伸展開來，與此動作相抗衡。也就是說，當大腦下達指令要求主動肌收縮時，也會發出訊號命令拮抗肌放鬆。所以當我們在練習前彎及開展髖關節動作時，便可善加利用這組生理組合。

圖一　練習龜式時，隨著軀幹向前屈曲，背部的豎脊肌和腰方肌便得以伸展，儘管這時單靠兩隻手臂和地心引力，便有辦法協助軀幹屈曲，但若再積極收縮腹肌，伸展效果會更加顯著。因為收縮主動肌（腹肌）會產生交互抑制作用，促使拮抗肌（豎脊肌和腰方肌）放鬆。

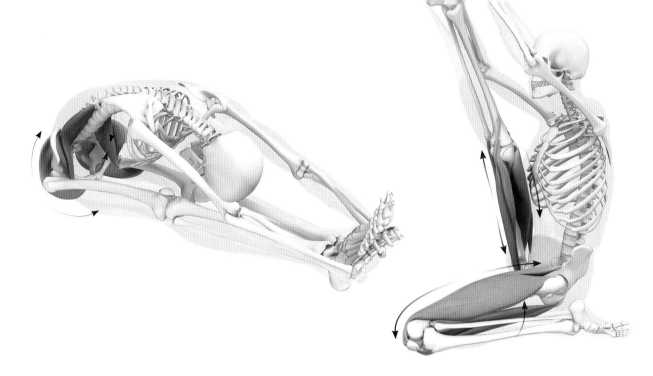

圖二　我們練習坐姿前彎式時要屈曲軀幹和髖關節。這個體位最關鍵的主動肌與拮抗肌分別為腰肌（做髖屈動作）與臀大肌（做髖伸動作）。腰肌一旦啟動，便會與臀大肌產生交互抑制作用，促使臀大肌放鬆，進而伸展。

鴛鴦式完美呈現股四頭肌和膕旁肌之間的主動肌／拮抗肌關係。當膕旁肌處於伸展狀態時，上抬腿的股四頭肌會被啟動，進而打直膝關節。你可以用雙臂協助膝關節伸展，但如果能有意識地收縮股四頭肌，更可產生膕旁肌的交互抑制作用，使膕旁肌放鬆，進而伸展。如果你只靠雙臂拉直膝關節，不可能達到這種效果。

現在，把注意力放在屈膝腿。當膝關節屈曲，股四頭肌便處於伸展的狀態。如果只靠身體的重量屈曲膝關節，股四頭肌就不會放鬆，無法達到交互抑制作用的生理效果。因此，偶爾要收縮膕旁肌（主動肌），讓小腿緊緊貼著大腿。

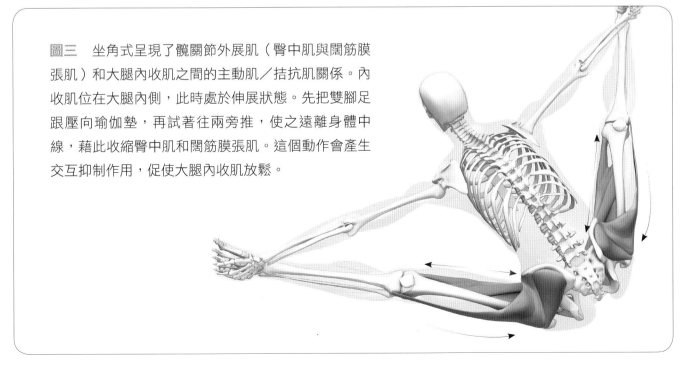

圖三　坐角式呈現了髖關節外展肌（臀中肌與闊筋膜張肌）和大腿內收肌之間的主動肌／拮抗肌關係。內收肌位在大腿內側，此時處於伸展狀態。先把雙腳足跟壓向瑜伽墊，再試著往兩旁推，使之遠離身體中線，藉此收縮臀中肌和闊筋膜張肌。這個動作會產生交互抑制作用，促使大腿內收肌放鬆。

# 關鍵肌肉的單獨啟動
## KEY MUSCLE ISOLATIONS

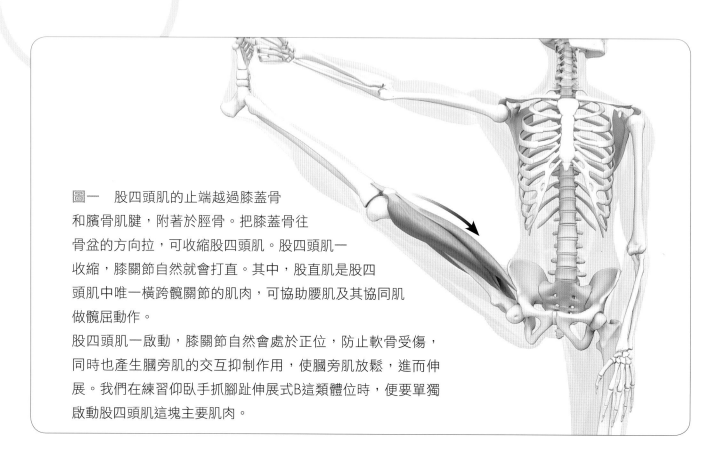

圖一　股四頭肌的止端越過膝蓋骨
和臏骨肌腱，附著於脛骨。把膝蓋骨往
骨盆的方向拉，可收縮股四頭肌。股四頭肌一
收縮，膝關節自然就會打直。其中，股直肌是股四
頭肌中唯一橫跨髖關節的肌肉，可協助腰肌及其協同肌
做髖屈動作。
股四頭肌一啟動，膝關節自然會處於正位，防止軟骨受傷，
同時也產生膕旁肌的交互抑制作用，使膕旁肌放鬆，進而伸
展。我們在練習仰臥手抓腳趾伸展式B這類體位時，便要單獨
啟動股四頭肌這塊主要肌肉。

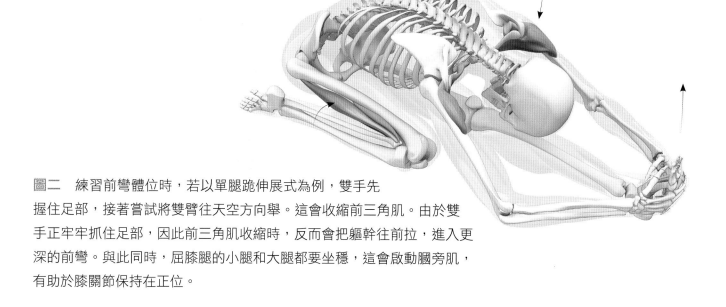

圖二　練習前彎體位時，若以單腿跪伸展式為例，雙手先
握住足部，接著嘗試將雙臂往天空方向舉。這會收縮前三角肌。由於雙
手正牢牢抓住足部，因此前三角肌收縮時，反而會把軀幹往前拉，進入更
深的前彎。與此同時，屈膝腿的小腿和大腿都要坐穩，這會啟動膕旁肌，
有助於膝關節保持在正位。

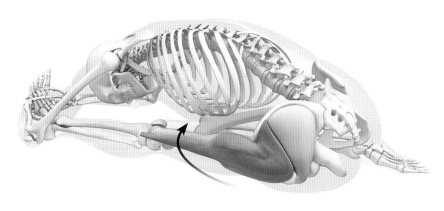

圖三　練習單腿跪伸展式時，先把伸直腿的足跟壓向瑜伽墊，再試著往一旁拖曳（也就是試著外展伸直腿）。這會收縮臀中肌和闊筋膜張肌，而這兩塊肌肉除了是大腿的外展肌，更是髖關節的內旋肌。由於伸直腿的足部依然固定在瑜伽墊上，所以臀中肌和闊筋膜張肌收縮的力道會把身體的重量轉回屈膝腿這一側，並轉化為大腿的內旋動作。你可以利用此一訣竅，減少伸直腿的外旋，而讓膝蓋骨回到中立狀態。

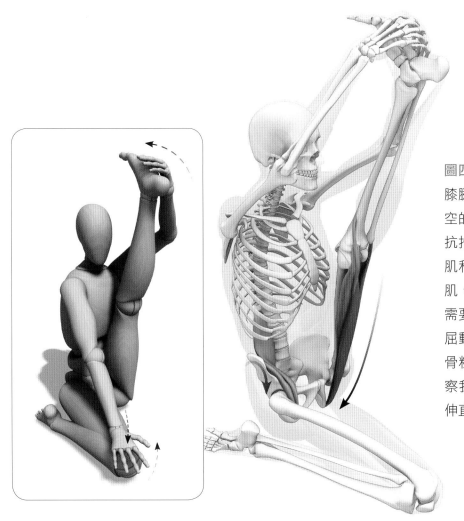

圖四　練習鴛鴦式時，手掌先放在屈膝腿膝蓋上，當你試著把伸直腿往天空的方向抬高時，手掌要往下壓，對抗抬高的動作。這會啟動髖關節的屈肌和腰肌。一旦感覺自己可以收縮腰肌，就無需再靠手掌下壓的動作。
需要特別注意的是，腰肌除了可做髖屈動作，還會使骨盆前傾，同時把坐骨粗隆往後拉，遠離膝關節。仔細觀察我們怎樣利用這個訣竅，強化伸展伸直腿的膕旁肌。

# 關鍵肌肉的共同啟動
## KEY CO-ACTIVATION

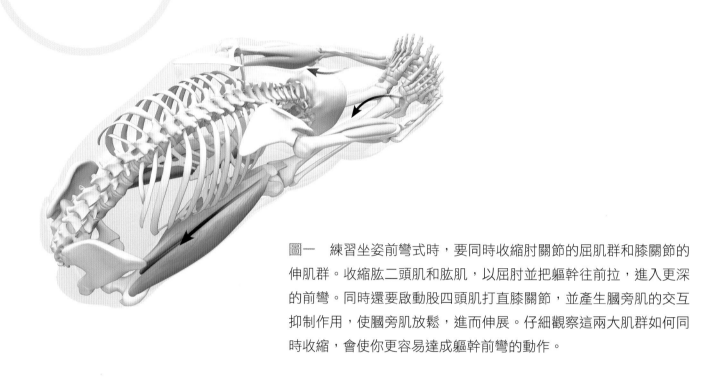

圖一　練習坐姿前彎式時，要同時收縮肘關節的屈肌群和膝關節的伸肌群。收縮肱二頭肌和肱肌，以屈肘並把軀幹往前拉，進入更深的前彎。同時還要啟動股四頭肌打直膝關節，並產生膕旁肌的交互抑制作用，使膕旁肌放鬆，進而伸展。仔細觀察這兩大肌群如何同時收縮，會使你更容易達成軀幹前彎的動作。

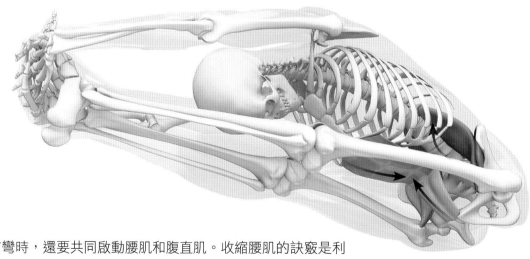

圖二　前彎時，還要共同啟動腰肌和腹直肌。收縮腰肌的訣竅是利用軀幹緊貼大腿。只要腰肌和腹直肌共同收縮，便可同時屈曲軀幹和髖關節，深化前彎姿勢。

圖三　練習仰臥手抓腳趾伸展式A時，我們要收縮臀肌，使地面腿的髖關節可以伸展開來。收縮臀肌的訣竅是，臀部用力，足跟壓向瑜伽墊。與此同時，還要啟動被雙手抓住那條腿的腰肌及其協同肌。啟動腰肌及其協同肌的訣竅是，把腿往頭部的方向拉，使足部盡量遠離髖關節。

同時收縮一條腿的臀肌和另一條腿的髖屈肌，如此一來，可在骨盆左右兩側形成不同方向的「扭轉」效果，穩定骨盆。

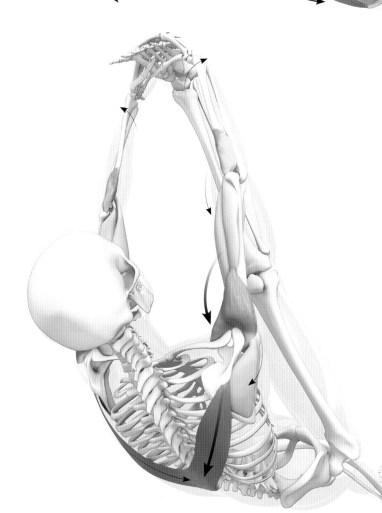

圖四　雙手握住足部，並嘗試把掌心往上翻，做前臂旋後的動作，鎖住手腳的連結。共同啟動前臂、上臂及肩膀的肌肉，以把腿抬得更直，進入更深的伸展。之後，收縮肱二頭肌和肱肌，令肘關節屈曲。雙手緊握足部，往上抬（彷彿你要把一件物品高舉過頭）。這個動作會啟動前三角肌。接著，收縮後三角肌、棘下肌及小圓肌，使肩膀外旋。最後，收縮下三分之一的斜方肌，把肩胛骨往下背拉。這有助於放鬆頸部並開展胸腔。

# 誘發式伸展（輔助伸展）
## FACILITATED STRETCHES

圖一　在了解共同啟動原理後，接下來就是試著收縮想要伸展的那條肌肉。我們利用離心收縮來增加肌肉的長度，這項技巧就稱為誘發式伸展。誘發式伸展利用了脊髓反射弧原理，而這也最能說明現代西方科學與古老哈達瑜伽藝術如何完美結合。西方科學跟古老哈達瑜伽簡直是天生一對。伸展動作，說穿了就是把張力運用在肌肉和肌腱上。在肌肉-肌腱連結處的神經受器（高爾基腱器），當該受器偵測到張力，就會傳送訊號至脊髓，而脊髓一收到訊號，便會立即命令被伸展過頭的那條肌肉放鬆。反射弧就如同電力迴路的斷電器，具有保護作用，避免肌腱在所附著骨骼的位置產生撕裂傷。

每塊骨骼肌肉都有高爾基腱器，若能在練習瑜伽時善用誘發式伸展，便可有效增加肌肉長度，排除練習時的身體障礙。不過，運用這項技巧時，務必小心謹慎。

圖一　脊髓反射弧

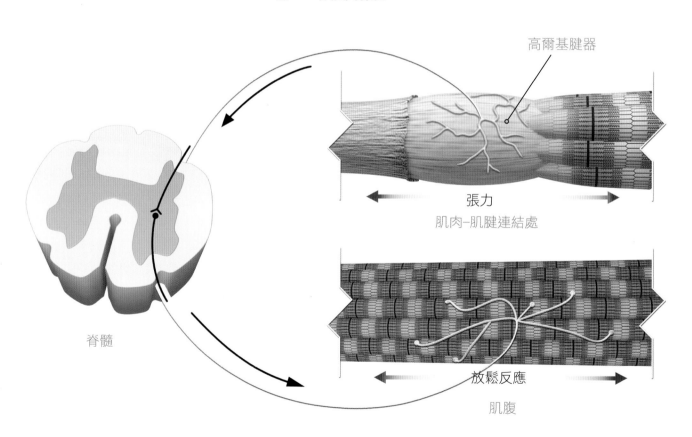

高爾基腱器

張力

肌肉-肌腱連結處

脊髓

放鬆反應

肌腹

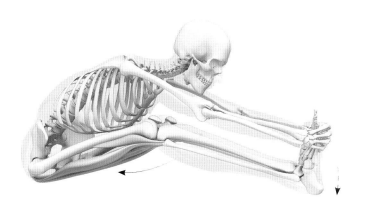

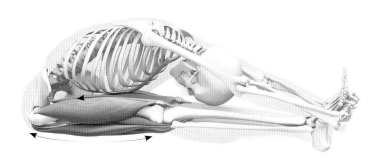

圖二、圖三　所謂誘發式伸展，意指收縮你正在拉長的那條肌肉。誘發式伸展會增加肌肉–肌腱連結處的張力，而比單純伸展肌肉時動用到更多高爾基腱器。誘發式伸展也會刺激脊髓發出訊號，命令肌肉放鬆，實質上也就是讓肌肉「鬆弛」。接著，你就可以藉著鬆弛的肌肉，進入更深的體位。

例如練習坐姿前彎式時，先稍微屈膝，讓軀幹靠向大腿。接著，足跟輕輕壓向瑜伽墊，彷彿要進一步屈曲膝關節。這個動作會收縮膕旁肌，並刺激位在肌肉–肌腱連結處的高爾基腱器。持續收縮膕旁肌，維持五至八個呼吸後，再解開屈膝的動作。這麼做產生的放鬆反應會增加膕旁肌的長度。之後，收縮股四頭肌，以打直膝關節並伸展鬆弛的肌肉。加上原本就有的交互抑制作用，膕旁肌此時可進一步放鬆，進而伸展。

圖四、圖五　豎脊肌和腰方肌也可依照相同步驟。首先，前彎軀幹，伸展背部肌肉，並將雙臂彎曲，以維持伸展的動作。接著，嘗試挺背。這個動作會增加豎脊肌和腰方肌在肌肉–肌腱連結處的張力，刺激高爾基腱器，可令背肌放鬆。維持這個挺背姿勢五至八個平穩的呼吸後，吐氣收縮腹肌，並藉由雙臂以及反射弧所增加的肌肉長度，把背肌拉長，帶入更深的體位。啟動腹肌還可產生背部肌肉的交互抑制作用，使背部肌肉放鬆，進而伸展。

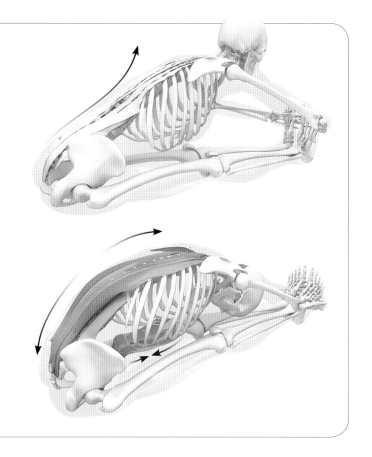

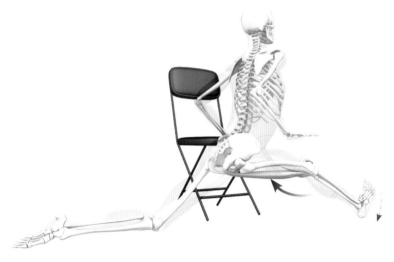

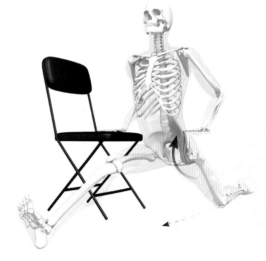

圖六、圖七　藉由執行誘發式伸展來深化猴神哈努曼式。先在身體兩側各放一把椅子，作為支撐身體之用，接著把注意力放在前腿膕旁肌的誘發式伸展。為了達到效果，請將前腿膝關節屈曲十五度左右。屈曲膝關節，可使原本就已伸展的膕旁肌產生更多張力，亦可避免膝關節過度伸直。

將前腳足跟壓向瑜伽墊以收縮膕旁肌，同時想像前腳足跟往後腳膝關節的方向拉。用約莫20%的力道保持這個姿勢，並做幾個平穩的深呼吸。接著，收縮股四頭肌，打直膝關節，收縮腰肌，屈曲髖關節。這樣的伸展可拉開因放鬆反應而增加的肌肉長度，並深化你的動作。

再來，我們把注意力移到後腳的髖屈肌上。首先雙腳跨成弓箭步，伸展後腳髖關節。接著，嘗試把後腳膝關節往前腳足部的方向推（彷彿你要屈曲後腳髖關節）。這會增強肌肉–肌腱連結處的張力。由於瑜伽墊的關係，膝關節實際上不會動，但收縮的力道會刺激髖屈肌的高爾基腱器。在這個動作停留五至八個呼吸後，再離開弓箭步的動作。接著，收縮後腳的臀大肌和膕旁肌，以伸展髖關節並拉開放鬆的髖屈肌，進入更深的體位。

圖八　別忘了收縮調控體位的主動肌。練習猴神哈努曼式時，要收縮前腳的股四頭肌和腰肌，以及後腳的臀大肌和膕旁肌。我們剛才利用誘發式伸展拉長的那些肌肉，現在因為主動肌收縮的關係而產生交互抑制作用，這使肌肉得以放鬆，進入更深的體位。

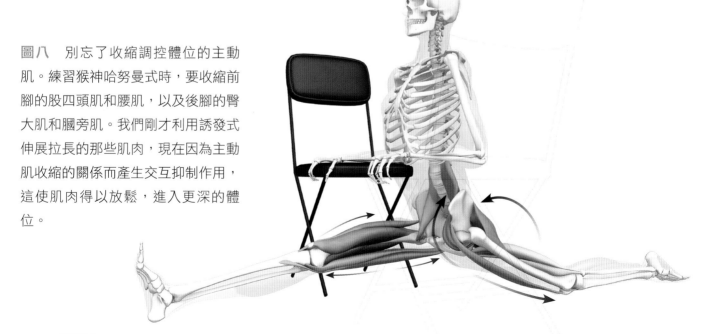

# 鎖印
## BANDHA

鎖印會刺激運動神經和感覺神經，將身體姿勢深深烙印在腦海裡。有些練習者先天柔軟度極佳，各種瑜伽體位皆難不倒他們，但不知何故，做出的體位毫無生氣，或是效用不大。遇到這種練習者，鎖印對他們特別有效，因為鎖印可穩定姿勢，強化肌肉。唯有在柔軟度和肌力之間取得平衡，才可坐實瑜伽哈／達（日／月）之名。

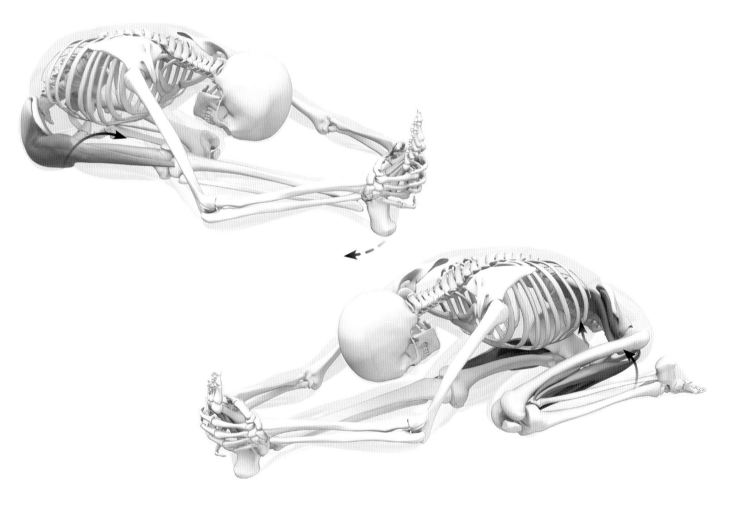

圖一、圖二　我們利用共同收縮來創造鎖印。例如練習單腿跪伸展式時，重心容易倒向伸直腿一側。遇到這種情形，你可以在伸直腿側的臀部底下墊條毯子或放塊瑜伽磚，以將身體重量轉移到屈膝腿一側。這方法雖然可行，但根本的解決之道還是設法在沒有外在輔具的協助下完成動作。我們必須用身體肌肉的力量去導正偏斜的情況，並創造這個體位的鎖印。
首先，同時收縮伸直腿的外展肌，以及屈膝腿的髖屈肌和膝屈肌。收縮外展肌的訣竅是，把伸直腿的足跟壓向瑜伽墊，再試著往一旁拖曳，遠離身體中線。足跟實際上不會移動，但闊筋膜張肌和臀中肌收縮的力道會把身體往屈膝腿推。此外，你還必須啟動屈膝腿的膕旁肌，令小腿和大腿穩定。再來，嘗試抬起屈膝腿膝關節，以收縮腰肌。結合以上動作，可有效化解身體往伸直腿側偏斜的傾向，也會在骨盆創造鎖印。最後，提起會陰，藉此收縮骨盆底肌肉，把這些動作和根鎖結合起來。

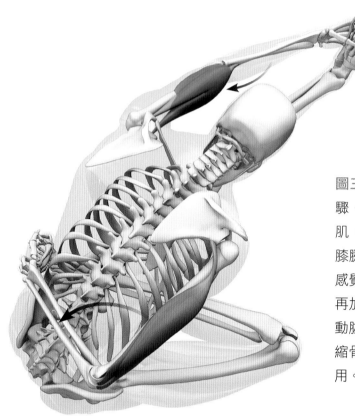

圖三　練習坐姿單盤前彎式時，可以嘗試以下步驟。收縮抓住伸直腿足部那隻手的肱二頭肌和肱肌，以彎曲肘關節，同時像左圖所示，收縮握住屈膝腿足部那隻手的肱三頭肌，以打直肘關節。仔細感覺這些肌肉共同收縮所帶來的穩定效果。之後，再加上骨盆底肌肉，形成根鎖。你會發現，當你啟動肱二頭肌和肱三頭肌時，連帶地，就比較容易收縮骨盆底肌肉，這就稱為肌肉徵召（recruitment）作用。

圖四　蓮花坐式可以形成好幾個鎖印，你可以全都試試，並感受在鎖印的刺激下，蓮花坐式是否整個活了過來？首先，把下側腳往上側腳壓（就在雙腳交叉處），這個動作會收縮下側腳的臀大肌以及深層的髖關節外旋肌。同時，也要把上側腳往下側腳壓，下壓的動作會啟動上側腳的臀中肌和闊筋膜張肌。仔細感覺雙腳互壓的動作如何穩固蓮花坐式。

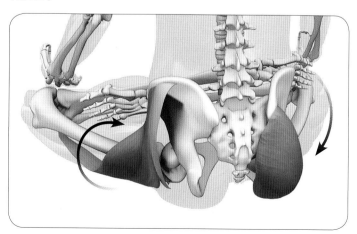

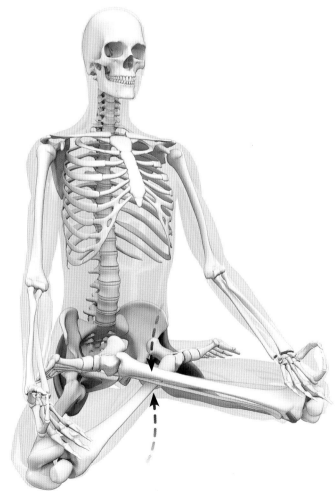

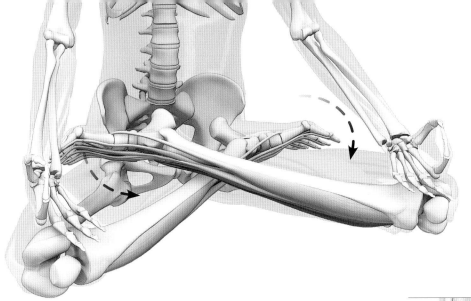

◀ 圖五　收縮小腿側面的腓骨長肌與腓骨短肌，以及脛前肌和伸趾肌群，使雙腳足背可以鉤在大腿上。這個動作可以固定雙足。

▶ 圖六　雙足穩穩固定在大腿上（如圖五所示）後收縮股四頭肌，以打直膝關節。股四頭肌堪稱為膝關節的肌肉穩定器。練習蓮花坐式時，若能收縮股四頭肌，可穩固姿勢，維持膝關節的密合度，避免軟骨受傷。

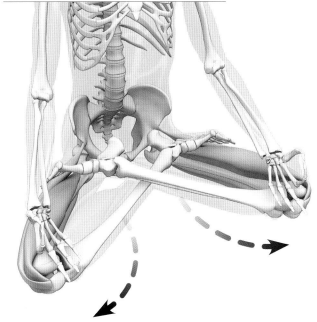

圖七　最後，收縮骨盆底肌肉，以啟動根鎖。完成這個步驟的訣竅是執行凱格爾運動（Kegel maneuver）。或許你會發現，若把剛才說明的各種鎖印與根鎖結合起來，便可強化骨盆底肌肉。有些肌肉我們很難隨心所欲收縮（例如創造根鎖的那些肌肉），這時就要利用容易控制的肌肉，加強其收縮力道。

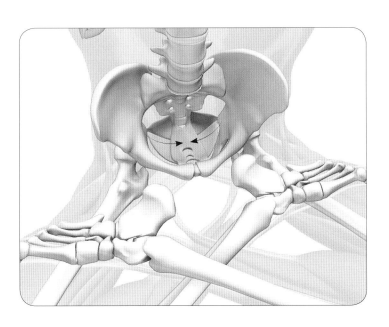

總結　從這一節我們可以了解到，除了較熟悉的根鎖、臍鎖和扣胸鎖印，鎖印的概念還可向外延伸。其實，每當我們在練習瑜伽體位時，只要利用肌肉共同啟動，便可在全身上下創造鎖印。鎖印可以穩定關節，刺激脊髓反射弧，使相對較不靈活的區域（如薦髂關節）能夠活動。

# 鎖印瑜伽法則

每個體位都有獨特的形式與功效。在這個體位收縮的肌肉，到了其他體位可能就是伸展。因此，擁有一張地圖會很有幫助，因為地圖會指引你做到最理想的體位。不過上上之策還是自己培養能力，創造一張你個人的專屬地圖。鎖印瑜伽法則這一節，就是教你怎麼達成這項目標。

每個體位皆由五項要素構成，分別是：關節擺位、為了完成這些擺位而收縮的肌肉、為了完成這些擺位而伸展的肌肉、呼吸以及鎖印。你只要認識了關節擺位，就可以確認某一條肌肉是原動肌，進而啟動它。原動肌一收縮，便能調控出某個體位的樣子，然後再利用其他協同肌微調姿勢。原動肌既然已經確定了，你自然就曉得應該伸展哪些肌肉。最後再運用生理學技巧，拉長肌肉，增加肌肉的活動度，加深體位。

其次是呼吸。幾乎每個體位都有助於我們擴展胸腔。結合呼吸的輔助肌肉以及橫隔膜的動作，以增加胸廓的容積。這會促進血液含氧量，排除精微體的能量障礙。

鎖印則是最後的畫龍點睛。你只要共同收縮那些調控關節擺位的肌群，就能在全身上下創造鎖印。然後，把身體四肢鎖印連結到核心鎖印。這會穩定你的姿勢，使體位法的感受牢牢銘記在心裡。

鎖印瑜伽法則包含五個步驟，這些步驟教你辨識五項要素，解讀所有瑜伽體位。鎖印瑜伽法則是你的引路人，指引你創造一張結合科學與瑜伽的地圖。在這一節，我將以頭碰膝式為範例來講解。

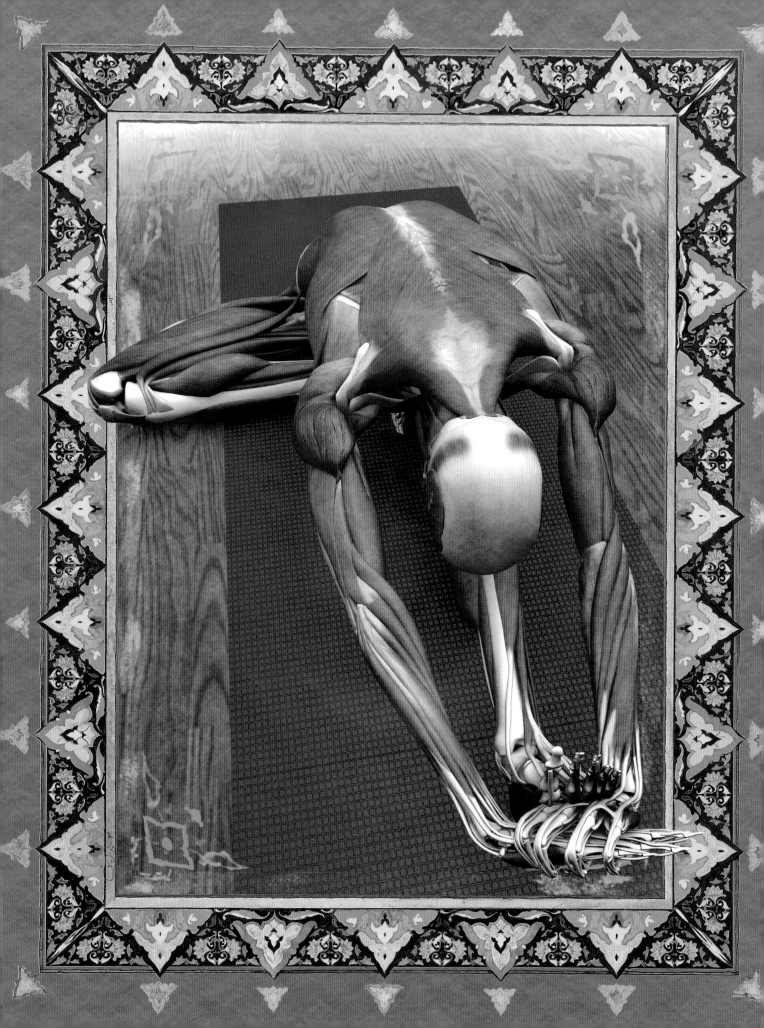

# 鎖印瑜伽法則

### 1
確認體位所使用的關節擺位

### 2
確認體位法中所使用的原動肌。
收縮這些肌肉，讓骨骼穩定，進入正位。

### 3
確認原動肌對應的拮抗肌。然後伸展拮抗肌，
以創造柔軟度。

### 4
擴展胸腔

### 5
創造鎖印

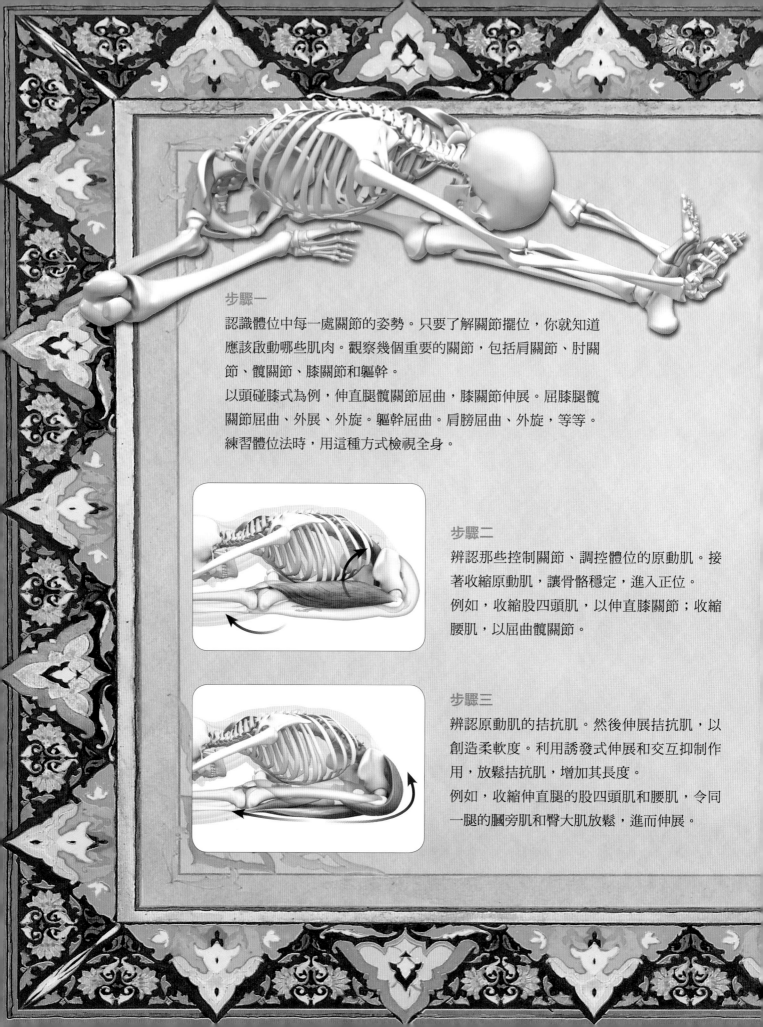

**步驟一**

認識體位中每一處關節的姿勢。只要了解關節擺位，你就知道
應該啟動哪些肌肉。觀察幾個重要的關節，包括肩關節、肘關
節、髖關節、膝關節和軀幹。

以頭碰膝式為例，伸直腿髖關節屈曲，膝關節伸展。屈膝腿髖
關節屈曲、外展、外旋。軀幹屈曲。肩膀屈曲、外旋，等等。
練習體位法時，用這種方式檢視全身。

**步驟二**

辨認那些控制關節、調控體位的原動肌。接
著收縮原動肌，讓骨骼穩定，進入正位。

例如，收縮股四頭肌，以伸直膝關節；收縮
腰肌，以屈曲髖關節。

**步驟三**

辨認原動肌的拮抗肌。然後伸展拮抗肌，以
創造柔軟度。利用誘發式伸展和交互抑制作
用，放鬆拮抗肌，增加其長度。

例如，收縮伸直腿的股四頭肌和腰肌，令同
一腿的膕旁肌和臀大肌放鬆，進而伸展。

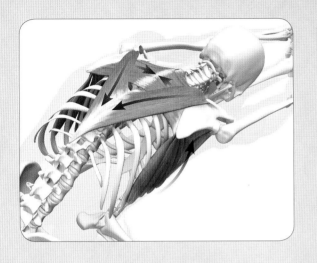

**步驟四**

擴展胸腔。利用本書介紹的提示，訓練自己獨立啟動呼吸輔助肌群。例如，先把兩側肩胛骨往身體中線拉近，接著啟動菱形肌和下斜方肌，使肩膀遠離耳朵。然後收縮胸小肌和前鋸肌，把胸腔提起來並擴展。

**步驟五**

創造鎖印。鎖印可以「鎖住」或穩定姿勢，強化肌肉，刺激神經系統。
例如，將軀幹緊貼著大腿，以收縮伸直腿的腰肌。與此同時，還要收縮臀部，以啟動屈膝腿的臀大肌。在這個姿勢維持一或兩個呼吸，仔細感覺共同收縮的動作如何穩固骨盆。

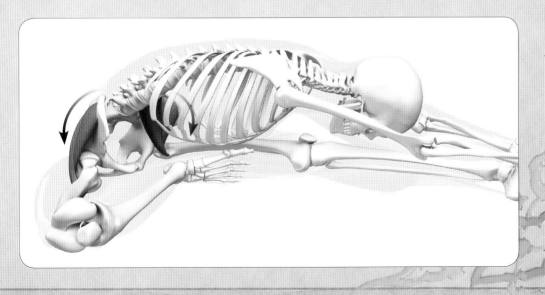

# 開展髖關節的體位
## HIP OPENERS

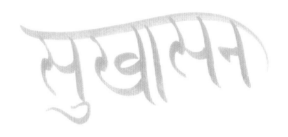

# SUKHASANA
## 簡易坐式（散盤）

簡易坐式是我們打坐時最常採用的姿勢。許多哈達瑜伽體位的目的，就是為了幫助我們能以散盤的姿勢輕鬆而舒適地長時間打坐。其實，梵文asana的原意正是「舒適而輕鬆的姿勢」。

練習簡易坐式時，若想坐得舒服，必須盡量不靠肌肉來維持姿勢。其中一個方法是讓膝關節盡可能貼近瑜伽墊，這樣一來，身體重心便會往骨盆核心降低。為使膝關節更接近地面，我們必須伸展包覆髖關節肌肉群，尤其是髖關節的內收肌和內旋肌，這動作可讓股骨外展並外旋。

脊柱要落在骨盆正上方，以確保我們是仰賴骨骼而不是肌肉收縮來支撐軀幹重量。也只有這樣，我們才可能在花較少力氣的情況下維持簡易坐式。運用闊背肌的閉鎖式運動鏈收縮（closed chain contraction）把軀幹往前拉，好讓身體的力學軸（mechanical axis，即重力作用的方向）和脊柱的解剖軸（anatomic axis）相互保持平行。接著，啟動呼吸輔助肌群，擴展胸腔，使體位臻於完善。

### 重要關節擺位

- 髖關節屈曲、外展、外旋
- 膝關節屈曲
- 踝關節保持中立
- 軀幹稍微伸展
- 肩膀稍微屈曲

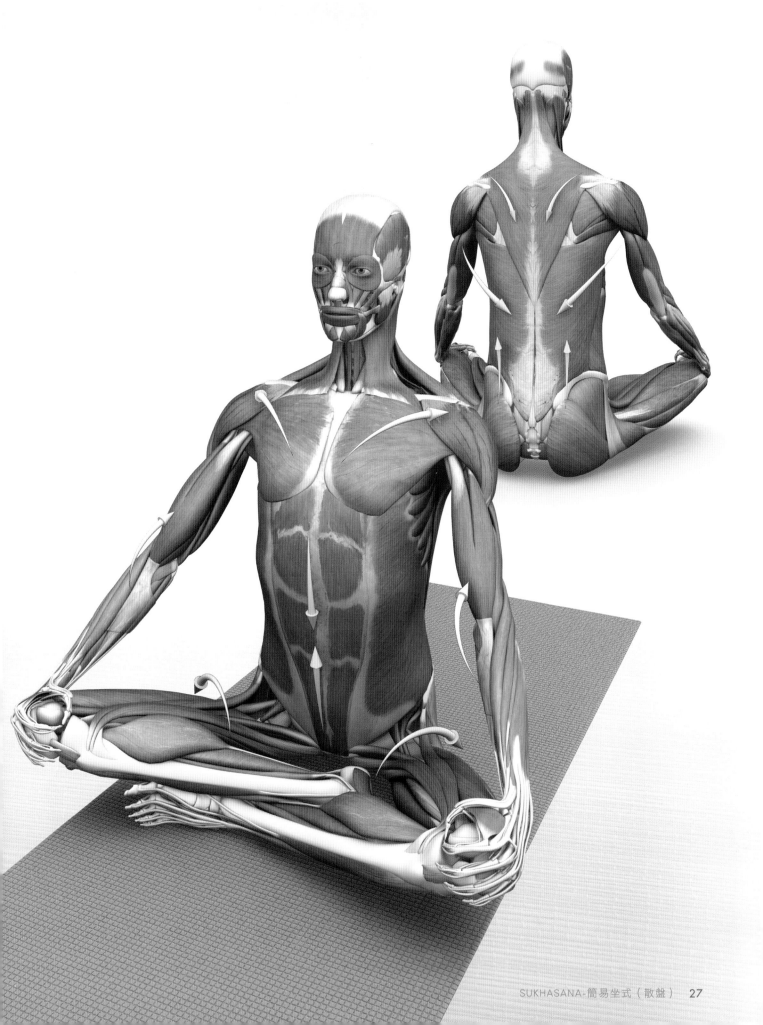

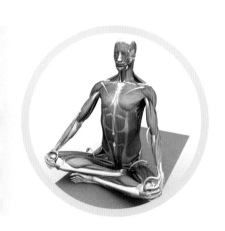

# 簡易坐式（散盤）準備動作

透過束角式或坐角式這類體位，來伸展大腿內側的內收肌。或是透過抱腿搖籃伸展式，以誘發式伸展的原理，拉長髖內旋肌群。

再來是挺胸的動作。雙手先固定在膝蓋上，再嘗試往後拉。雙臂實際上不會挪移，於是胸部就在闊背肌的閉鎖式運動鏈收縮帶動下，整個被往前拉。這個動作會把脊柱拉到骨盆的正上方，並擴展胸腔。

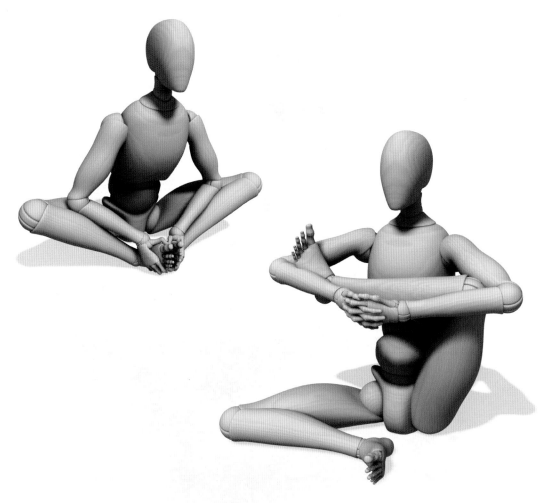

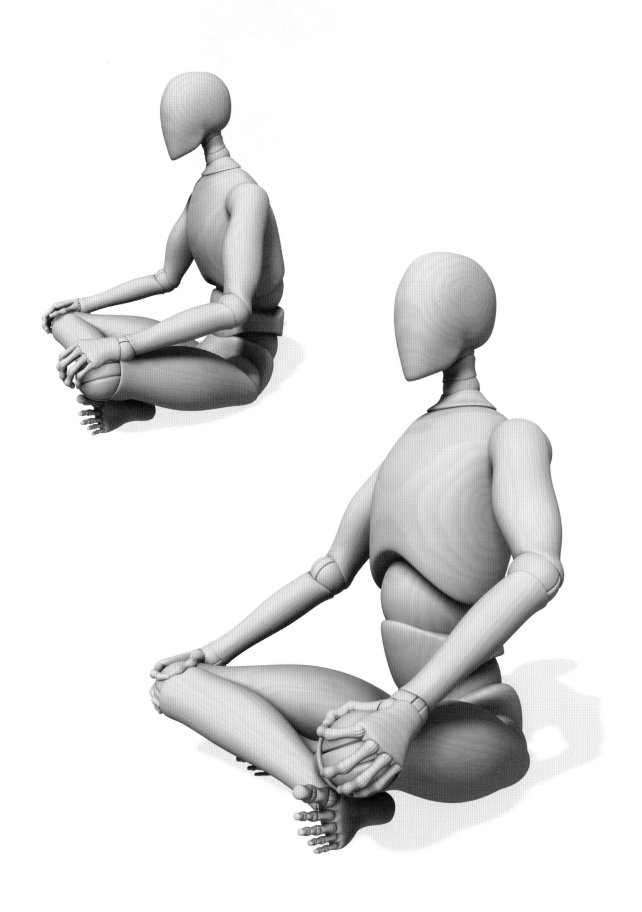

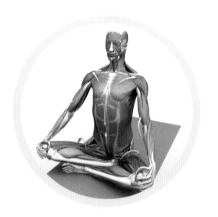

▶ 步驟一　藉由雙手在膝關節上抬同時下壓，
以啟動腰肌。這個動作會產生閉鎖式運動鏈收
縮，藉以使腰肌的起端（而非止端）移動，進
而挺起腰部、使骨盆前傾。腰肌也會協助位於
腰椎上的腰方肌完成動作。接著，想像縫匠肌
收縮，讓髖關節屈曲、外展、外旋。此外，縫
匠肌也可協助腰肌，使骨盆前傾。

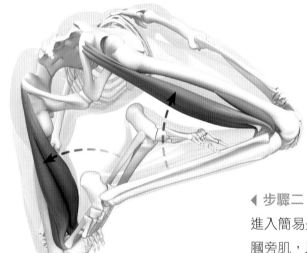

◀ 步驟二　收縮膕旁肌以屈曲膝關節。不過，身體一旦
進入簡易坐式，膕旁肌就要放鬆，但也要記得偶爾收縮
膕旁肌，以微調雙腿姿勢並重建膝關節的密合度。

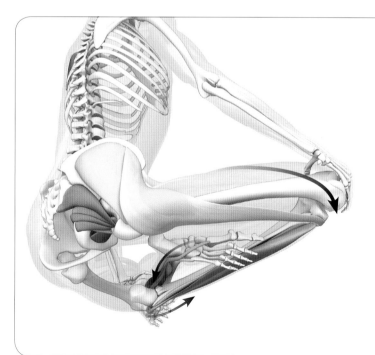

步驟三　啟動臀中肌和闊筋膜張肌，可使大腿
朝地面的方向外展。請注意，這兩塊肌肉原是
髖關節的內旋肌，但我們在練習簡易坐式時，
卻必須外旋髖關節。因此，在進入簡易坐式以
前，要先伸展臀中肌和闊筋膜張肌，拉長這兩
塊肌肉的內旋組成。接著，再收縮臀中肌和闊
筋膜張肌，外展髖關節。

大腿外展同時收攏尾骨，以收縮髖關節深層的
外旋肌。之後，把足部的外緣（即俗稱的腳
刀）輕輕壓向瑜伽墊，使體位臻於完善。這個
動作會啟動小腿側面的腓骨長肌與腓骨短肌。

▶ **步驟四** 雙手先置於膝上，再將前臂內側向下轉動，帶動掌面朝下，同時，收縮旋前圓肌和旋前方肌。收縮肱三頭肌，嘗試打直肘關節。收縮棘下肌和小圓肌，使肩關節外旋（此時，後三角肌是棘下肌和小圓肌的協同肌，可協助肩關節外旋）。最後，如右圖所示，用雙手把胸腔往前拉，啟動闊背肌的閉鎖式運動鏈收縮。

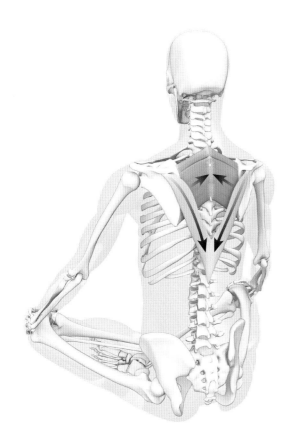

◀ **步驟五** 收縮菱形肌，把兩塊肩胛骨往身體身體中線拉。這個動作會擴展胸腔，並穩定肩胛骨，為步驟六做好準備。最後，啟動下三分之一的斜方肌，把肩胛骨往下背拉。

▶ **步驟六** 兩塊肩胛骨往身體中線集中、固定。接著，收縮胸小肌，提起胸廓。啟動胸小肌的訣竅是，將肩膀嘗試往前繞轉。儘管肩膀被菱形肌固定住而無法轉動，但胸小肌收縮的力道卻可提起肋骨，擴展胸腔。收縮前鋸肌，進一步擴展胸腔。你會發現，前鋸肌的起端位於肋骨，且整塊肌肉附著於肩胛骨上（如同胸小肌）。由於肩胛骨已被菱形肌拴住，所以一收縮前鋸肌，便能提起並擴展胸腔。收縮前鋸肌的訣竅是，想像你正用雙手抵住門框往外推。

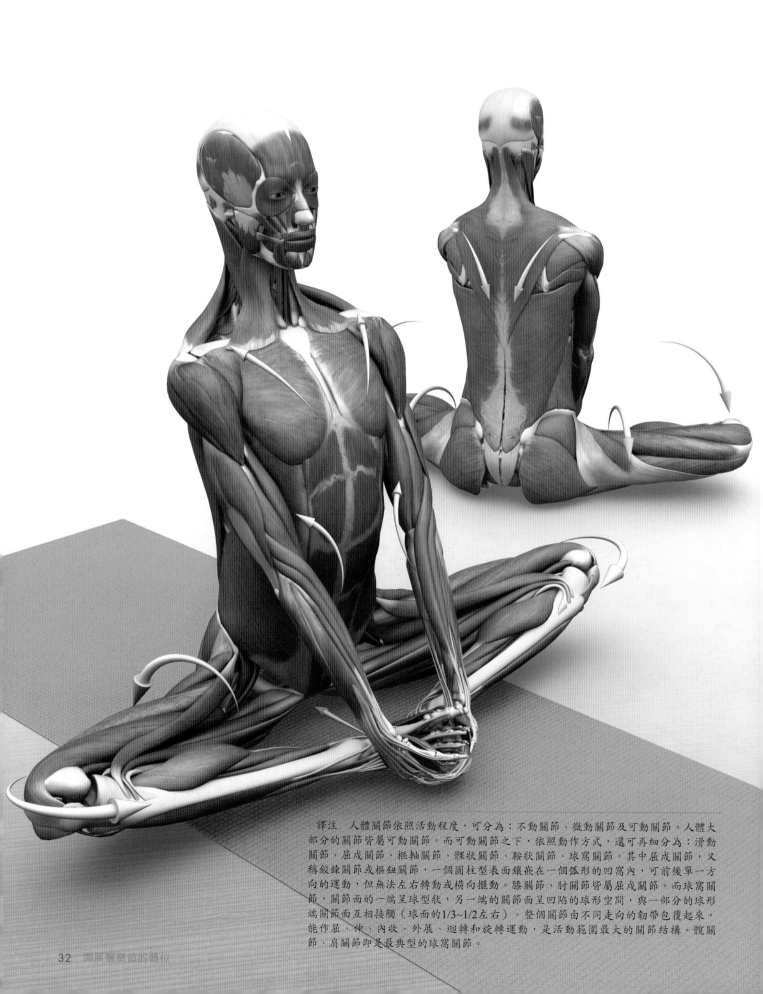

譯注　人體關節依照活動程度，可分為：不動關節、微動關節及可動關節。人體大部分的關節皆屬可動關節。而可動關節之下，依照動作方式，還可再細分為：滑動關節、屈戌關節、樞軸關節、髁狀關節、鞍狀關節、球窩關節。其中屈戌關節，又稱鉸鍊關節或樞鈕關節，一個圓柱型表面鑲嵌在一個弧形的凹窩內，可前後單一方向的運動，但無法左右轉動或橫向擺動。膝關節、肘關節皆屬屈戌關節。而球窩關節，關節面的一端呈球型狀，另一端的關節面呈凹陷的球形空間，與一部分的球形端關節面互相接觸（球面的1/3~1/2左右）。整個關節由不同走向的韌帶包覆起來，能作屈、伸、內收、外展、迴轉和旋轉運動，是活動範圍最大的關節結構。髖關節、肩關節即是最典型的球窩關節。

# BADDHA KONASANA
## 束角式

束角式是個對稱體位。透過束角式,我們有機會找到身體不對稱之處,並讓這些部位恢復成對稱狀態,尤其是髖關節與骨盆一帶。首先,我們要辨識哪些基本動作創造出束角式的模樣。例如,髖關節屈曲、外展、外旋,而髖關節動作的每項要素,就好比是整個體位故事的次要情節,因此,練習時若能多加留意這些要素,我們就越容易察覺每個動作的細微差異。一開始是外展,內收肌如果太緊,雙腿膝關節就不易往兩旁拉開。這時,可以利用誘發式伸展,增加內收肌的長度,以放鬆髖關節,拉開膝關節。有關誘發式伸展的概念,12-14頁已有詳細說明。再來,我們要提升髖關節外旋的幅度。髖關節外旋的動作如果受限,多半為內旋肌太過緊繃所致(髖關節的內旋肌包括臀中肌、臀小肌和闊筋膜張肌),因此,我們要用蓮花坐式提供的誘發式伸展,擴大髖關節外旋的範圍。結合髖關節外旋的幅度與內旋肌的誘發式伸展,以加深束角式的姿勢。

接下來,我們要借助髖關節的深層外旋肌及骨盆底肌肉,使薦骨前屈,稍稍加深整個姿勢。連結雙手和雙足。束角式可發展出幾個變化式,其一是肘關節屈曲,把軀幹往前拉;另一變化式是挺背,肩胛骨靠攏,把軀幹往上提,擴展胸腔。利用雙臂和膕旁肌,把雙足往骨盆的方向拉(這也是完成階段時要達到的其中一項目標)。髖關節屬於球窩關節,活動範圍大,所以雙膝開展的程度,主要取決於髖關節,而非膝關節。千萬不可在膝關節上施壓,務必使其保持在屈戍關節(hinge joint)的狀態下。[1]

重要關節擺位

- 髖關節屈曲、外展、外旋
- 膝關節屈曲
- 踝關節保持中立
- 軀幹挺直
- 肩膀屈曲、內收、外旋
- 肘關節屈曲

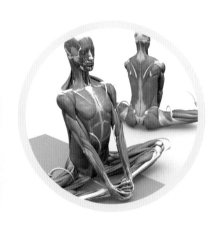

# 束角式準備動作

藉由膝關節屈曲，髖關節屈曲、外展、外旋，使身體擺出束角式大致的模樣。接著，讓大腿與小腿盡量靠攏，可啟動膕旁肌。膕旁肌是膝關節的肌肉穩定器，而收縮膕旁肌可維持膝關節面的密合度，避免過大的力道傳到膝關節的軟骨。雙手握住雙足，手肘放在大腿與小腿間內側的縫隙上，接著，嘗試靠攏雙腿的膝關節（內收的動作），以進行內收肌的誘發式伸展。此時，雙臂雖然抵住雙腿，但你只能最多用正常力道的20%併攏雙膝。在這個姿勢維持幾個緩慢、深沉且穩定的呼吸，接著放鬆內收肌，轉而啟動髖關節側面的肌肉，也就是臀中肌和闊筋膜張肌，拉近膝關節與地面的距離。換言之，我們利用誘發式伸展帶來的鬆弛效果，增加內收肌的長度。再來，以抱腿搖籃伸展式拉長髖關節的內旋肌，使其更容易達成外旋的動作。如有必要，以上步驟可一再重複，擴大髖關節活動的範圍。練習完束角式時，務必小心解開動作。最後，還要回到手杖式，以收縮、平衡方才練習時所伸展的肌肉，也就是髖關節的內收肌和內旋肌。如此才可維持瑜伽哈／達（陽／陰）的本質。

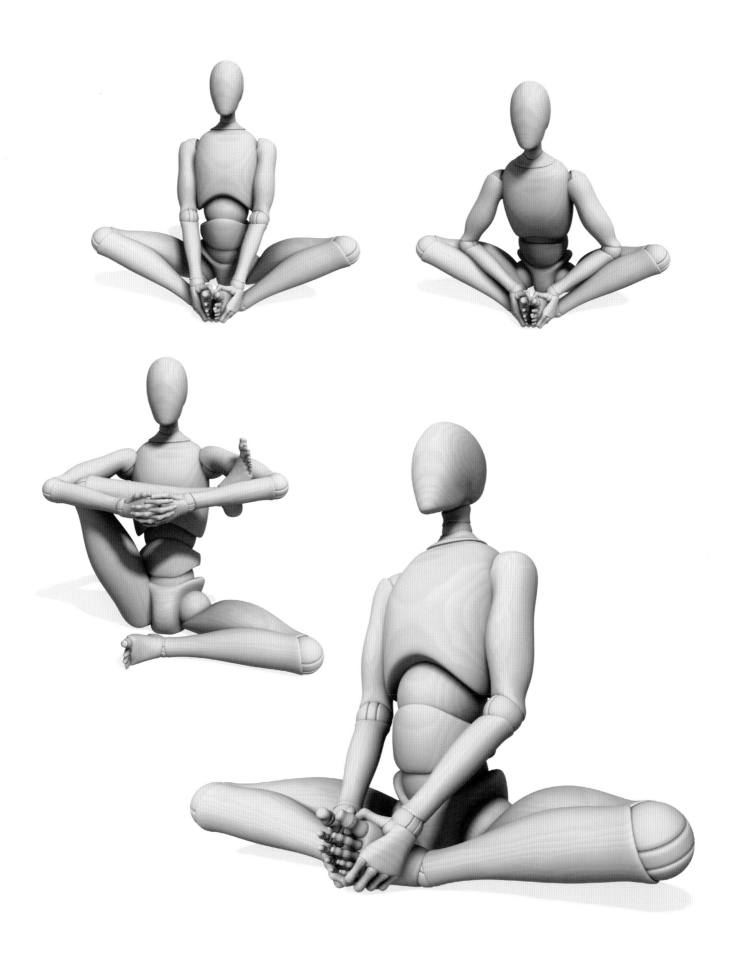

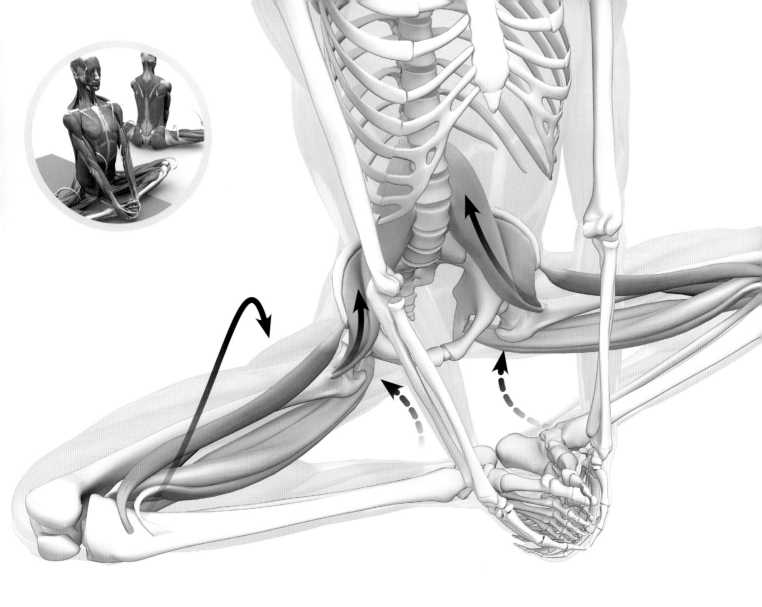

**步驟一** 收縮膕旁肌，以屈曲膝關節。膕旁肌一收縮，不光使膝關節彎曲，還會收攏尾骨，因為膕旁肌的起端就位於骨盆後方的坐骨結節上。收攏尾骨時會自然把髖關節往外旋，而這有助於練習束角式時達成髖關節外旋的動作。縫匠肌從骨盆前側一路延伸至膝關節內側，能使髖關節屈曲、外展、外旋。收縮縫匠肌，骨盆前面感覺像是有條繩索拉著。縫匠肌名稱源自拉丁文 sartor 一字，本意是「裁縫師」，因為以前的裁縫師工作時，總是盤腿而坐。你會發現，縫匠肌的走向橫跨了膝關節，因此練習束角式時，縫匠肌亦可輔助膕旁肌屈曲、穩固膝關節。

收縮腰肌，使髖關節屈曲、外旋。啟動腰肌的訣竅是，膝關節嘗試往身體方向提時，雙手下壓膝關節。

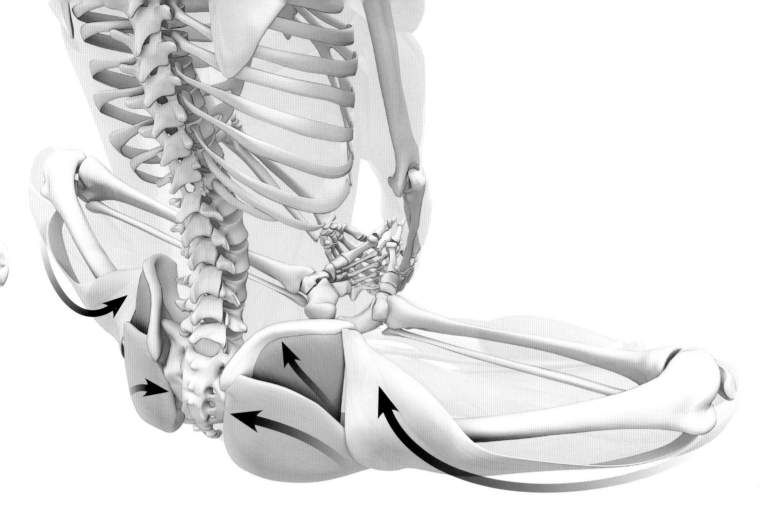

步驟二　臀部兩側用力，使髖關節外展、外旋，並把膝關節往地面拉。收縮臀大肌，可外旋髖關節；收縮臀中肌和闊筋膜張肌，可外展髖關節。啟動這些肌肉的同時，也會刺激大腿內側的內收肌產生交互抑制作用，使其放鬆，進而伸展。當你在收縮臀中肌和闊筋膜張肌時，可能會察覺矛盾之處，因為這兩條肌肉會使髖關節內旋，而練習束角式時，這兩條肌肉主要的動作是外展股骨。不過當然，此時其部分肌纖維必定也會伸展，以外旋髖關節，如同我們在「束角式準備動作」一節描述的情形。

請注意，當髖關節完全外展時，臀中肌和闊筋膜張肌收縮的力道會小很多，因為兩條肌肉的長度幾乎已縮到最短。此時，必須收縮膕旁肌，並用雙手把雙足往骨盆的方向拉，同時膝關節盡量貼近地面。臀中肌、臀大肌和闊筋膜張肌（這些肌纖維皆附著於髂脛束上）聯手作用，可增加髖關節外展的幅度。（髂脛束是一種帶狀纖維肌腱，從大腿外側一路延伸至膝關節外側的正下方。臀大肌和闊筋膜張肌的止端皆附著於髂脛束上。髂脛束可使髖關節外展，並穩定膝關節。）

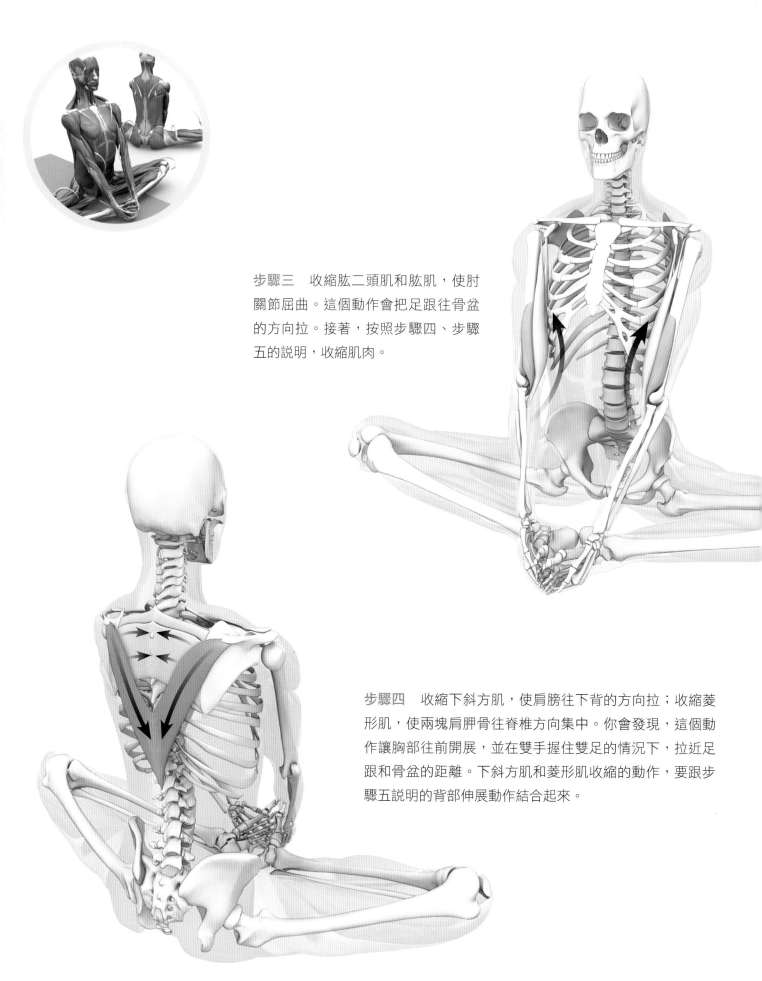

步驟三 收縮肱二頭肌和肱肌，使肘關節屈曲。這個動作會把足跟往骨盆的方向拉。接著，按照步驟四、步驟五的説明，收縮肌肉。

步驟四 收縮下斜方肌，使肩膀往下背的方向拉；收縮菱形肌，使兩塊肩胛骨往脊椎方向集中。你會發現，這個動作讓胸部往前開展，並在雙手握住雙足的情況下，拉近足跟和骨盆的距離。下斜方肌和菱形肌收縮的動作，要跟步驟五説明的背部伸展動作結合起來。

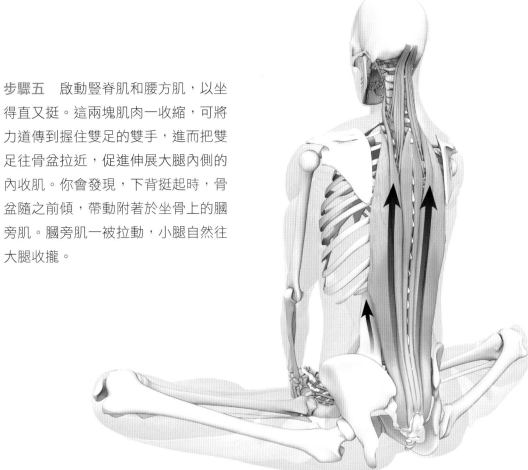

步驟五　啟動豎脊肌和腰方肌，以坐得直又挺。這兩塊肌肉一收縮，可將力道傳到握住雙足的雙手，進而把雙足往骨盆拉近，促進伸展大腿內側的內收肌。你會發現，下背挺起時，骨盆隨之前傾，帶動附著於坐骨上的膕旁肌。膕旁肌一被拉動，小腿自然往大腿收攏。

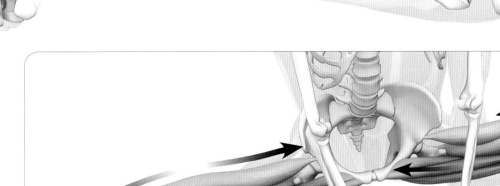

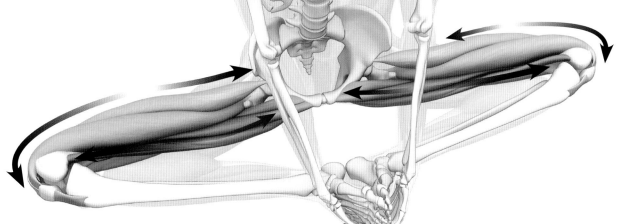

總結　以上環環相扣的動作要素，使大腿內側的內收肌，以及幫助髖關節內旋的臀中肌、臀小肌和闊筋膜張肌的肌纖維，通通伸展開來。完成束角式後，記得回到手杖式，平衡前述肌肉的伸展，此外，也可仔細感覺自己練習完束角式後，手杖式是否有進步。

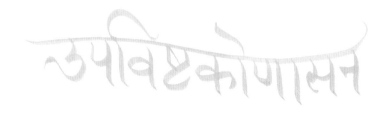

# UPAVISTHA KONASANA
## 坐角式

我們先來比較坐角式、束角式和坐姿前彎式。這三個體位，無論是表現型式或功能，皆獨具特色，必須仔細分辨其異同。例如練習束角式時，髖關節要屈曲、外展、外旋。坐角式的髖關節動作，跟束角式一模一樣，但其他部位的動作（例如膝關節伸直、軀幹屈曲）就近似於坐姿前彎式。請注意，髖關節完全屈曲時，原動肌卻處在主動收縮肌力不足的狀態下，也就是說，即使收縮腰肌及協同肌所有的肌纖維，也無法施展足夠的力道，加深前彎的姿勢。不過，你可以善用腰肌「多關節肌」的特質。腰肌始於腰椎，中間經過薦髂關節和骨盆前側，止端落在股骨上。收縮腹肌，背部稍稍弓起，這個動作會拉長腰大肌，而拉到某個程度以後，再加以收縮，此時便能施展力道，進一步屈曲髖關節。一旦進入更深的屈曲，馬上用雙手和雙臂固定髖關節，接著啟動豎脊肌和腰方肌，挺起下背。

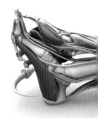

複習一下坐角式的重點：肌肉完全收縮時，無法施展太多的力道加深動作，然而，若碰到像腰肌這種多關節肌，我們就能移動其他關節。也就是說，多關節肌可以先在某個點上被伸展，之後又在其他點上進一步收縮。此外，坐角式還能連結雙手和雙足，維持並加深髖關節和軀幹的屈曲。

**重要關節擺位**

- 髖關節屈曲、外展、外旋
- 膝關節伸直
- 踝關節保持中立
- 足外翻
- 軀幹前屈

- 頸椎挺直
- 肩膀伸展、外展、外旋
- 肘關節屈曲
- 腕關節屈曲

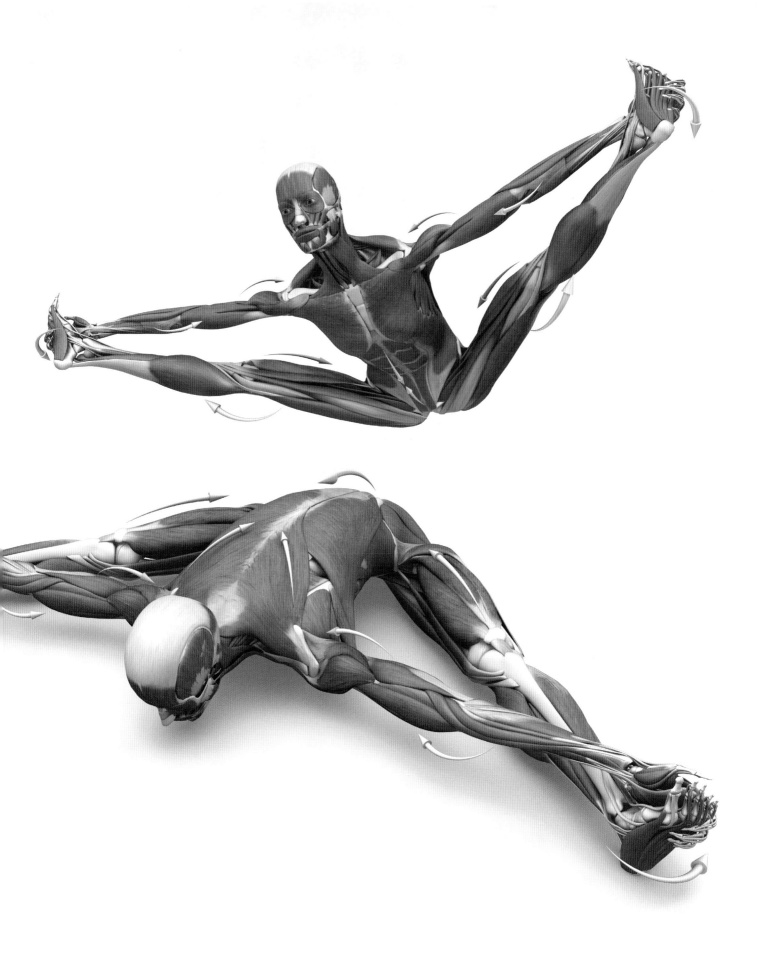

UPAVISTHA KONASANA-坐角式　41

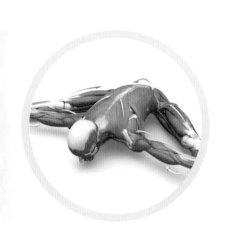

# 坐角式準備動作

連結上下肢。如果雙手無法碰到雙足，就利用瑜伽繩。彎曲膝關節，以放鬆膕旁肌位於小腿的止端，接著，把軀幹往地面拉。彎曲膝關節時，膕膀肌處於鬆弛的狀態，但軀幹和地面的距離一拉近，就會把膕旁肌位於坐骨粗隆的起端往上、往後帶，收緊膕旁肌。接著，打直膝關節，從止端拉長膕旁肌，並感受一下伸展的感覺。最後，彎曲肘關節，把軀幹再往前拉。

當身體夠柔軟，瑜伽繩便可丟在一旁。伸手握住雙足，膝關節再次彎曲，使膕旁肌放鬆。接著，雙手握牢，打直膝關節，把軀幹往前拉。

解開坐角式以前，要記得先屈膝。接著，有意識地收縮下背肌肉，坐起來。用雙手幫忙內收雙腿，回到身體中線，並進入手杖式。分別以內收髖關節、溫和的脊椎伸展，來平衡坐角式強力的髖關節外展和軀幹屈曲。先穩固身體，並在有意識地控制下，優雅離開體位。

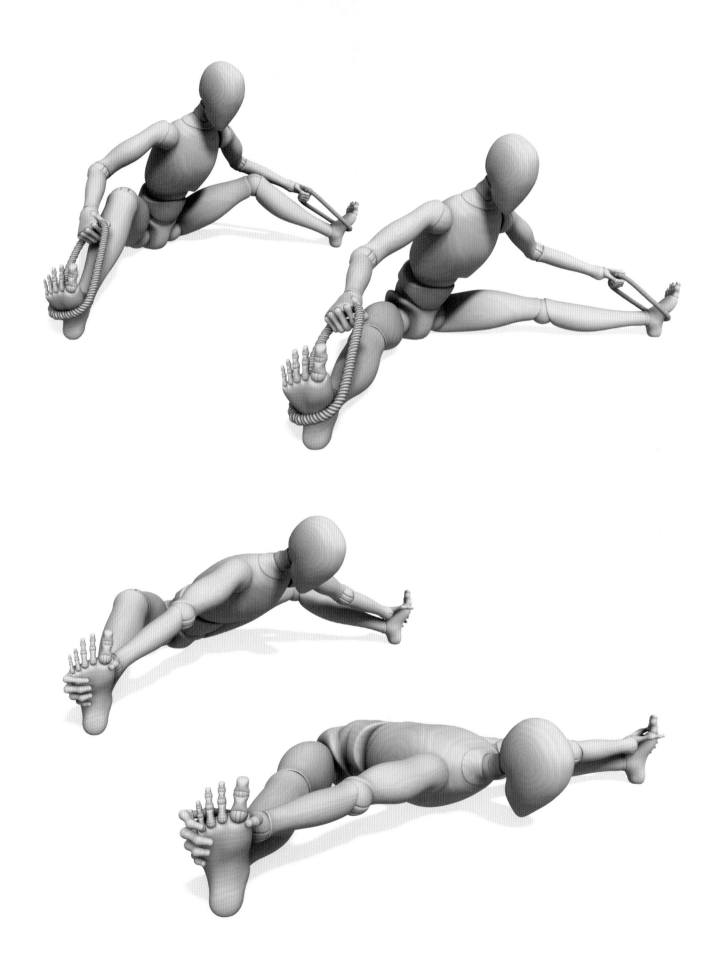

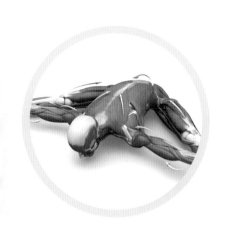

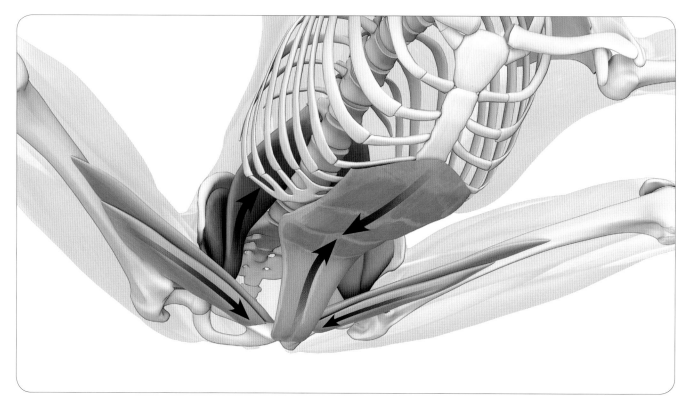

▲ **步驟一** 身體先擺出坐角式大致的模樣，接著，運用你的生物力學知識，以精準且嚴謹的方式加深體位。儘管表面看來，身體只有幾公分的進展，但短短的距離卻能發生不可思議的能量開啟。例如，腰肌在完全收縮的情況下，根本無法施展多餘的力道進一步屈曲軀幹，因此，必須將腰肌拉到一定長度後，才可進一步收縮。先收縮腹直肌和腹橫肌，使身體前彎，拉長軀幹。接著，收縮腰肌，把軀幹往前拉，進入更深的屈曲。

髖關節屈曲時，內收長肌、內收短肌和恥骨肌就變成腰肌的協同肌。啟動這些肌肉的訣竅是，雙腳足跟先固定在瑜伽墊上，之後嘗試將肌肉往彼此的方向「推」過去。由於瑜伽墊摩擦力的關係，足跟實際上不會挪移，但往中間「推」的這個動作卻能收縮髖屈肌。仔細感覺，當你掌握了這項訣竅，姿勢是否變得更深了？

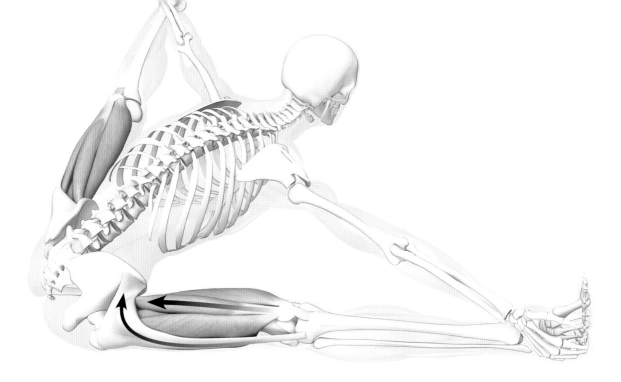

▲ **步驟二** 收縮股四頭肌，以打直膝關節，並把膝蓋骨往上提。這樣，我們便可從膕旁肌的止端處（附著於小腿上）拉長膕旁肌，並利用交互抑制作用，讓這些肌肉得以放鬆。當然，我們本身也要有意識地放鬆膕旁肌。收縮臀中肌和闊筋膜張肌，把雙腿往兩旁拖曳，遠離身體中線（外展）。請注意，當你在伸展一條肌肉同時，也會拉扯到肌肉止端附著的那塊骨頭。

這就是為什麼臀大肌一伸展，通常會導致大腿外旋。為了克服這個問題，我們必須把兩條大腿往內旋，使膝蓋骨朝向正上方。此外，髖關節的外展肌（也就是臀中肌和闊筋膜張肌）也負責內旋大腿，所以，別忘了啟動這兩條肌肉。闊筋膜張肌會協同股四頭肌，一起伸展膝關節。

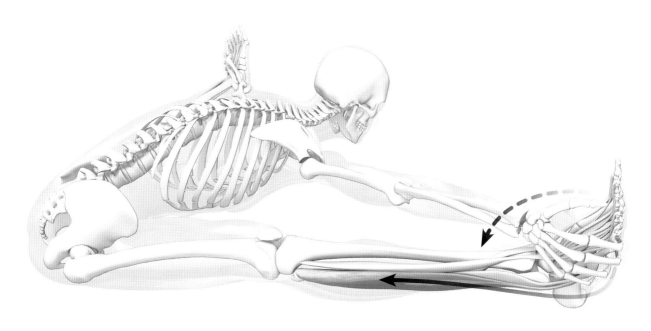

▲ **步驟三** 啟動腓骨長肌與腓骨短肌，使雙足向外傾斜，做足外翻的動作。收縮伸趾長肌與伸趾短肌，挺直腳趾。收縮脛後肌，活化足弓[2]。仔細感覺上述三個動作一結合，如何穩定踝關節，並開展足底。

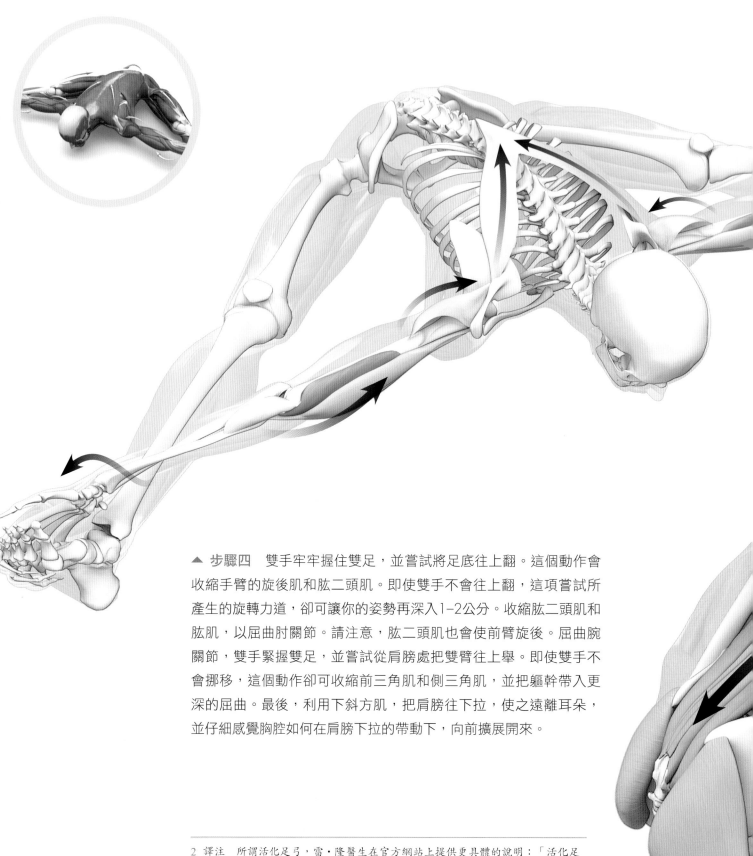

▲ 步驟四　雙手牢牢握住雙足，並嘗試將足底往上翻。這個動作會收縮手臂的旋後肌和肱二頭肌。即使雙手不會往上翻，這項嘗試所產生的旋轉力道，卻可讓你的姿勢再深入1–2公分。收縮肱二頭肌和肱肌，以屈曲肘關節。請注意，肱二頭肌也會使前臂旋後。屈曲腕關節，雙手緊握雙足，並嘗試從肩膀處把雙臂往上舉。即使雙手不會挪移，這個動作卻可收縮前三角肌和側三角肌，並把軀幹帶入更深的屈曲。最後，利用下斜方肌，把肩膀往下拉，使之遠離耳朵，並仔細感覺胸腔如何在肩膀下拉的帶動下，向前擴展開來。

2 譯注　所謂活化足弓，雷‧隆醫生在官方網站上提供更具體的說明：「活化足弓的肌肉分成足部內在肌和外在肌。內在肌的起端和止端，皆附著於足部的骨骼上；而外在肌，起端附著於小腿，止端才位於足部。今天我們要探討的是腓骨長肌、腓骨短肌和脛後肌，這三條肌肉全屬足部外在肌。腓骨長肌與腓骨短肌一收縮，雙足會向外傾斜（外翻）；收縮脛後肌，雙足則向內傾斜（內翻）。這三條肌肉可強化足部的縱向足弓，加深足弓弧度。」詳細內容請參閱http://www.band-hayoga.com/keys_arches.html。

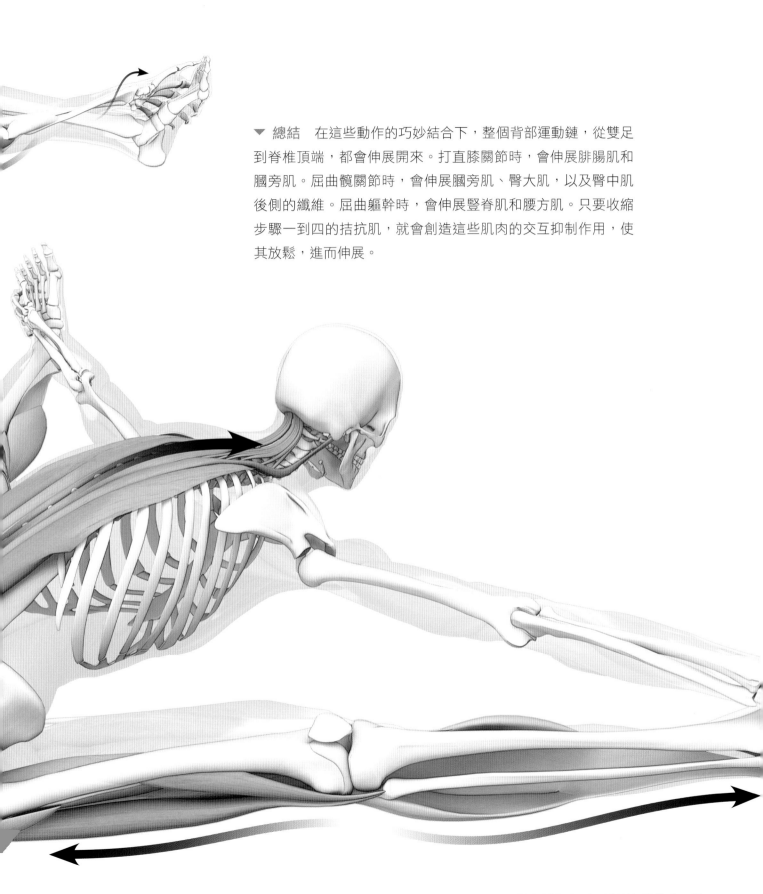

▼ **總結** 在這些動作的巧妙結合下，整個背部運動鏈，從雙足到脊椎頂端，都會伸展開來。打直膝關節時，會伸展腓腸肌和膕旁肌。屈曲髖關節時，會伸展膕旁肌、臀大肌，以及臀中肌後側的纖維。屈曲軀幹時，會伸展豎脊肌和腰方肌。只要收縮步驟一到四的拮抗肌，就會創造這些肌肉的交互抑制作用，使其放鬆，進而伸展。

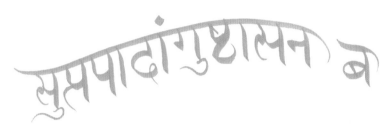

# SUPTA PADANGUSTHASANA B
## 仰臥手抓腳趾伸展式 B

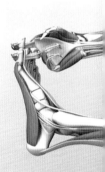

練習仰臥手抓腳趾伸展式 B時，要屈曲、外展和外旋上抬腿側的髖關節，並打直膝關節。倘若我們打直膝關節，或屈曲髖關節，將上抬腿抬得更高，就更能伸展膕旁肌。這個動作堪稱是說明三角交叉檢視法（triangulation）最好的例子了，因為膕旁肌位於坐骨粗隆上的起端，代表三角形其中一個點；其位在小腿上的止端又是另一個點；整條膕旁肌則是頂點，或說是伸展焦點。任何能夠讓肌肉的起端和止端遠離彼此的動作，只要聯合起來便可伸展膕旁肌。外旋大腿會優先拉長半膜肌和半腱肌（位於膕旁肌內側）。

肩膀和手臂是影響伸展焦點的次要元素。如果你把手臂往上舉，並嘗試屈曲肘關節，便能把上抬腿拉得更高。若再稍微挺起背，將軀幹轉離上抬腿，更有助於完成這個動作。

平放在瑜伽墊上的那條腿則保持伸展。這隻腳的足部通常會離地，足跟無法平貼地面，甚至會外旋，因此，我們要用幾個關節動作來克服這些問題。伸展腰椎和髖關節，把足部帶回地面，接著，把足跟壓向瑜伽墊，並試著往一旁拖曳。這項訣竅會收縮內旋大腿的肌肉，抗衡大腿外旋的傾向。

### 重要關節擺位

- 地面腿髖關節伸展、內旋
- 上抬腿髖關節屈曲、外展、內旋
- 膝關節伸展
- 軀幹伸展；頸椎旋轉
- 上抬腿側肩膀外展、外旋

- 另一側肩膀內收、內旋
- 上抬腿側肘關節伸展
- 另一側肘關節稍微屈曲
- 前臂旋前

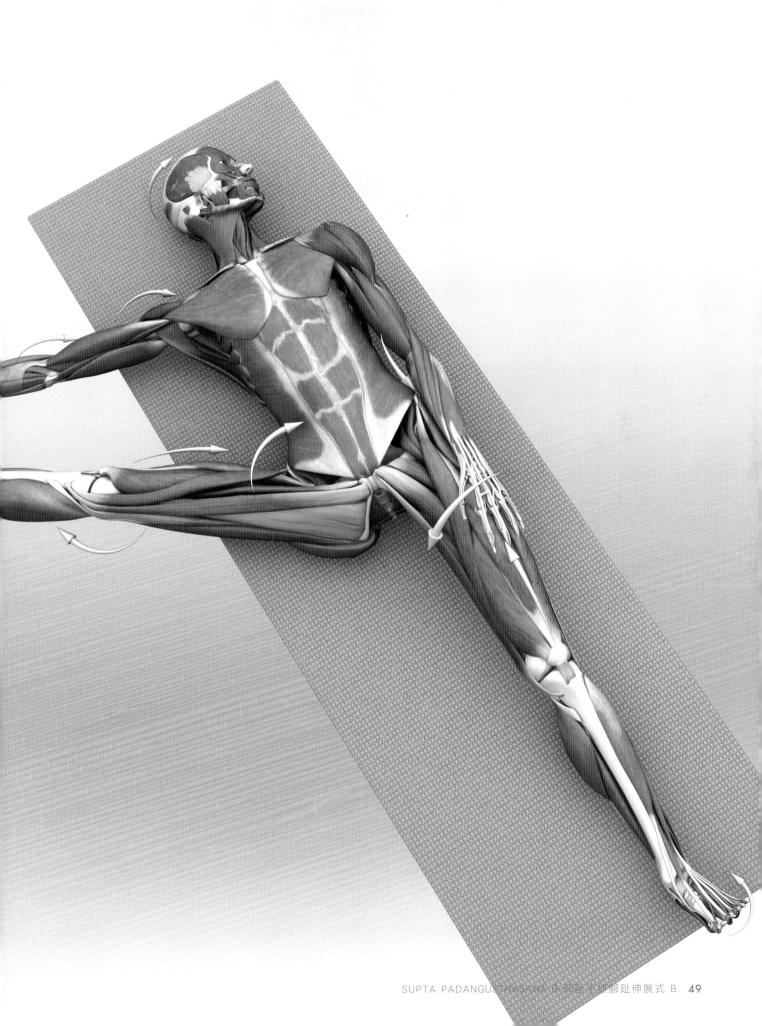

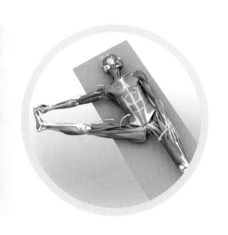

# 仰臥手抓腳趾伸展式 B 準備動作

手如果無法碰到足部，就用瑜伽繩套住外展的上抬腿。當身體夠柔軟，再用拇指、食指和中指，握住大拇趾。

仔細感覺，屈曲肘關節和抬高手臂的動作如何加強上抬腿後側的伸展。另一條腿則是一開始先保持膝屈，手掌放在大腿上，接著再收縮股四頭肌、臀肌和下背的肌肉，做膝伸和髖伸的動作。手要壓住大腿前側，使這條腿更加穩固。

準備時，你可以加練三角伸展式，從不同的方向伸展膕旁肌，讓自己對各個體位的關連性有更透徹的理解。

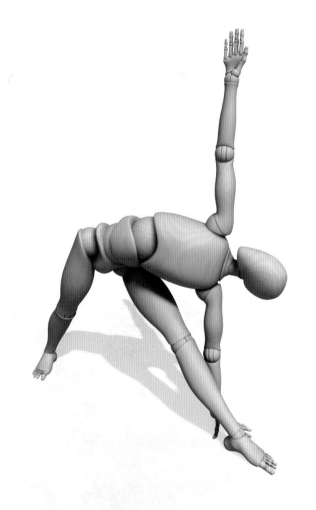

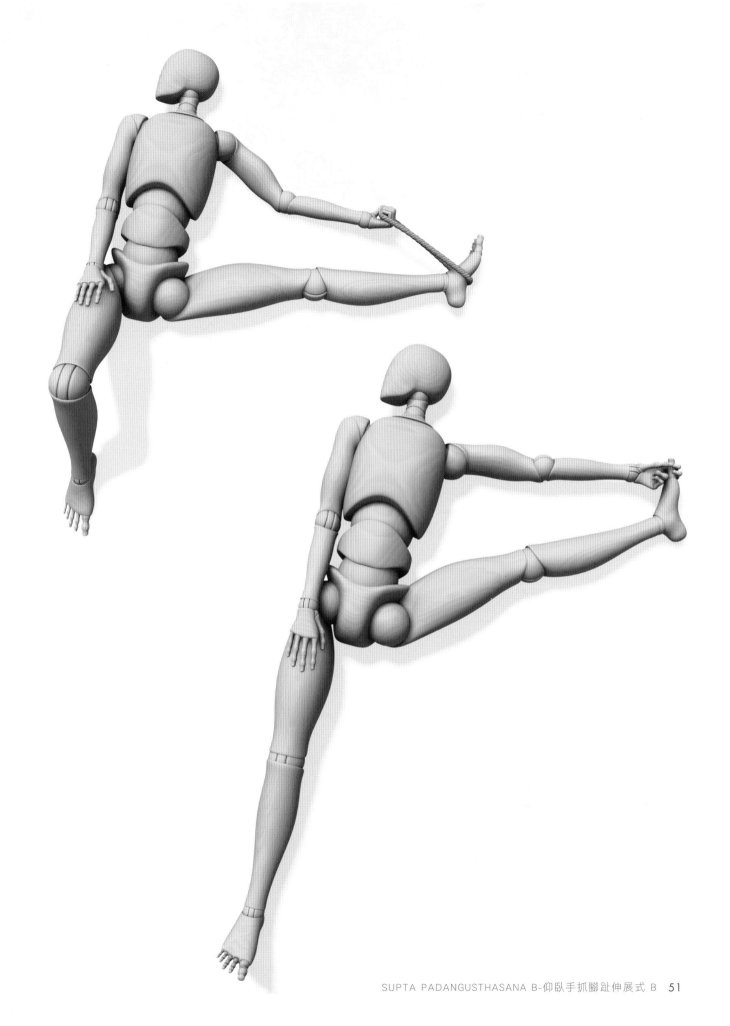

SUPTA PADANGUSTHASANA B-仰臥手抓腳趾伸展式 B　51

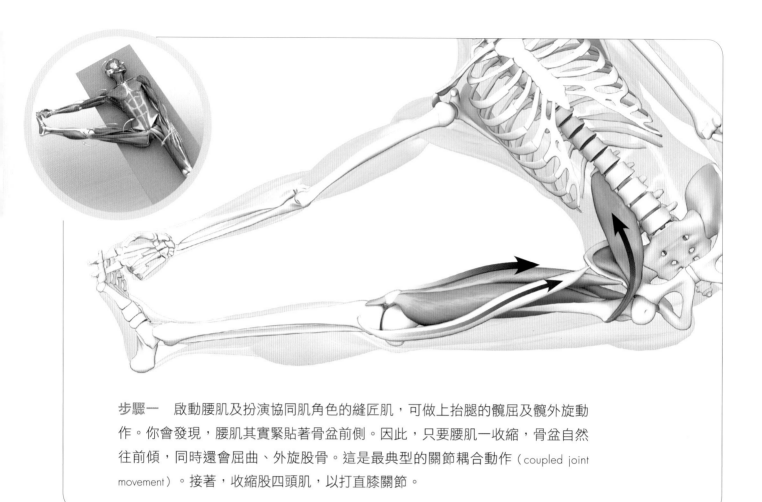

**步驟一**　啟動腰肌及扮演協同肌角色的縫匠肌，可做上抬腿的髖屈及髖外旋動作。你會發現，腰肌其實緊貼著骨盆前側。因此，只要腰肌一收縮，骨盆自然往前傾，同時還會屈曲、外旋股骨。這是最典型的關節耦合動作（coupled joint movement）。接著，收縮股四頭肌，以打直膝關節。

**步驟二**　我們要用上半部的胸大肌和側三角肌，來外展、提起肩關節，並抬高上抬腿。此外，只要一察覺到這些肌肉收縮，便要全神貫注透過這些肌肉來調整並固定抬腿的動作。收縮旋後肌，使前臂外旋；收縮肱二頭肌和肱肌，使肘關節稍微彎曲。我們在這裡結合上肢的動作來抬高大腿，因此可推論，當我們需要移動特定關節時（這裡指的是髖關節），可利用遠端的肌肉從旁協助。

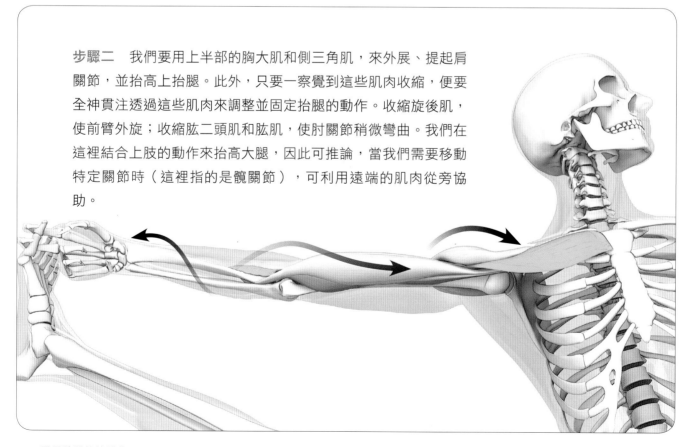

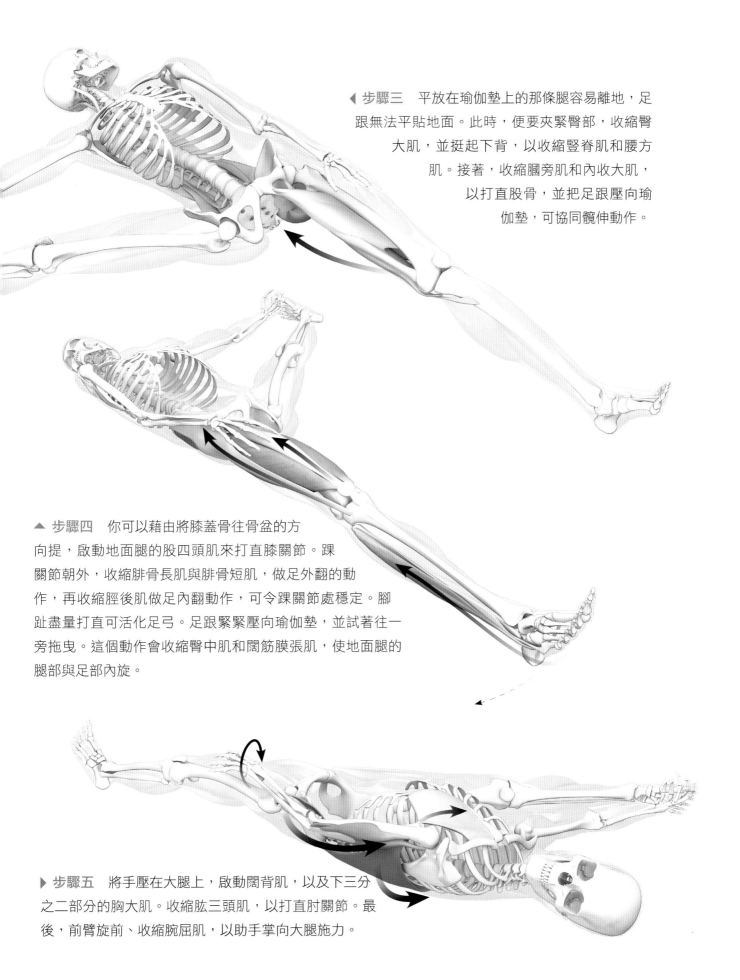

**步驟三** 平放在瑜伽墊上的那條腿容易離地，足跟無法平貼地面。此時，便要夾緊臀部，收縮臀大肌，並挺起下背，以收縮豎脊肌和腰方肌。接著，收縮膕旁肌和內收大肌，以打直股骨，並把足跟壓向瑜伽墊，可協同髖伸動作。

**步驟四** 你可以藉由將膝蓋骨往骨盆的方向提，啟動地面腿的股四頭肌來打直膝關節。踝關節朝外，收縮腓骨長肌與腓骨短肌，做足外翻的動作，再收縮脛後肌做足內翻動作，可令踝關節處穩定。腳趾盡量打直可活化足弓。足跟緊緊壓向瑜伽墊，並試著往一旁拖曳。這個動作會收縮臀中肌和闊筋膜張肌，使地面腿的腿部與足部內旋。

**步驟五** 將手壓在大腿上，啟動闊背肌，以及下三分之二部分的胸大肌。收縮肱三頭肌，以打直肘關節。最後，前臂旋前、收縮腕屈肌，以助手掌向大腿施力。

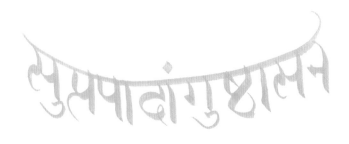

# SUPTA PADANGUSTHASANA
## 仰臥手抓腳趾屈膝變化式

練習仰臥手抓腳趾屈膝變化式時，上抬腿的髖關節要完全屈曲。因為這體位的重點是臀大肌和近端膕旁肌（膕旁肌起端位於坐骨，近端膕旁肌指的是位於此起端附近的肌肉）的伸展。雙手握住足部並屈曲肘關節，以將整條腿往腋窩的方向拉，強化伸展臀部肌肉。這是仰臥手抓腳趾屈膝變化式的首要重點。接著收縮腹肌，屈曲軀幹。透過這個次要動作，我們得以加深首要重點的伸展。最後，收縮地面腿的臀肌以伸展髖關節，並收縮股四頭肌以打直膝關節。由於臀大肌收縮容易使足部外旋，因此，你可以把大腿內轉，抗衡足部外旋的情形。當然，紙上談兵很容易，所以，下文的解說步驟裡會提供各項提示，協助你完成動作。

**重要關節擺位**

- 地面腿髖關節伸直、內旋
- 膝關節伸直
- 足外翻
- 腳趾伸直
- 上抬腿髖關節屈曲、內旋
- 膝關節屈曲
- 軀幹屈曲
- 肩關節屈曲、外展、外旋
- 肘關節屈曲
- 前臂旋後
- 腕關節屈曲

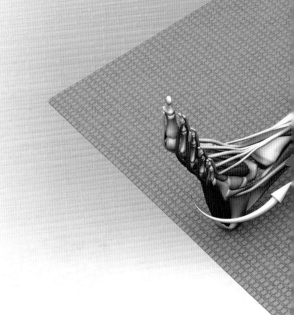

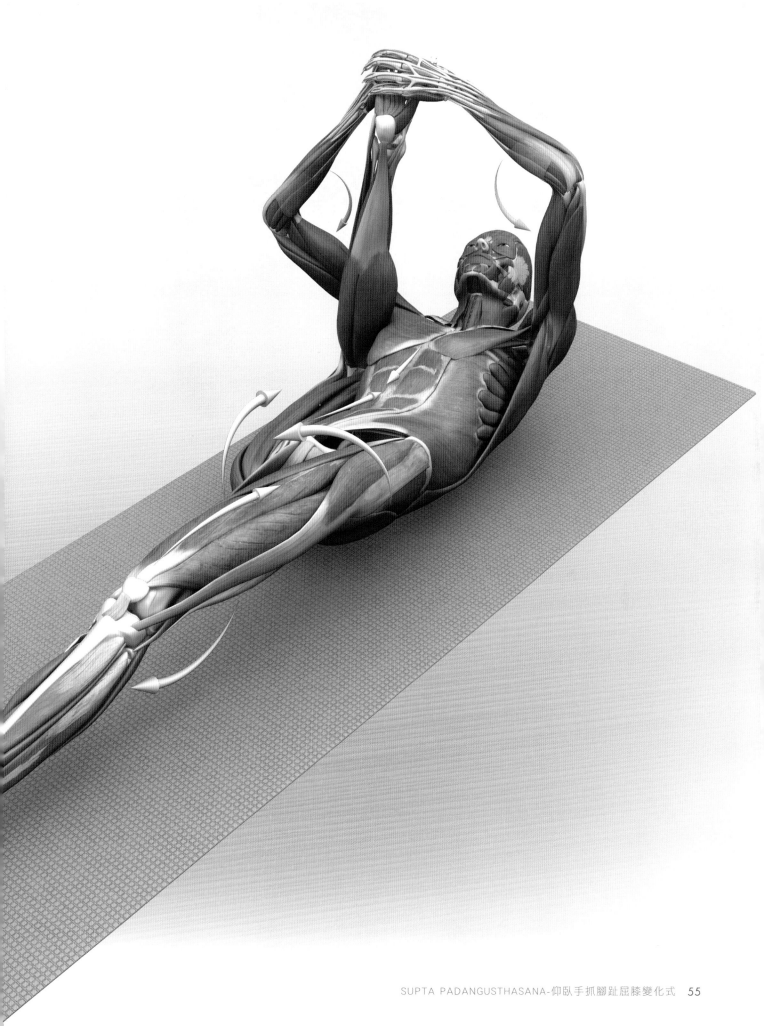

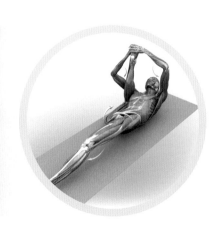

# 仰臥手抓腳趾屈膝變化式準備動作

如下圖所示，先用瑜伽繩套住上抬腿，地面腿則保持彎曲。人體肌腹內有個伸展受器叫肌梭，肌梭會偵測出肌肉長度和張力的變化。每當肌肉伸展時，受器就會通知中樞神經系統發出訊號，命令肌肉收縮，避免拉傷。然而，此時如果收縮調控體位大致模樣的肌肉（主動肌），肌梭就會慢慢適應（抗拮肌）伸展的狀態，脊髓下達的收縮指令於是也慢慢減弱，使抗拮肌放鬆，進入更深的伸展。等身體夠柔軟，就用雙手握住足部。彎曲肘關節，這樣收縮肱二頭肌的力道就會直通脛骨長軸。現在，打直地面腿，並伸展髖關節，以完成整個體位。

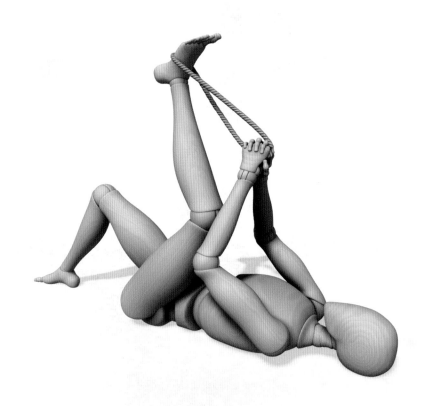

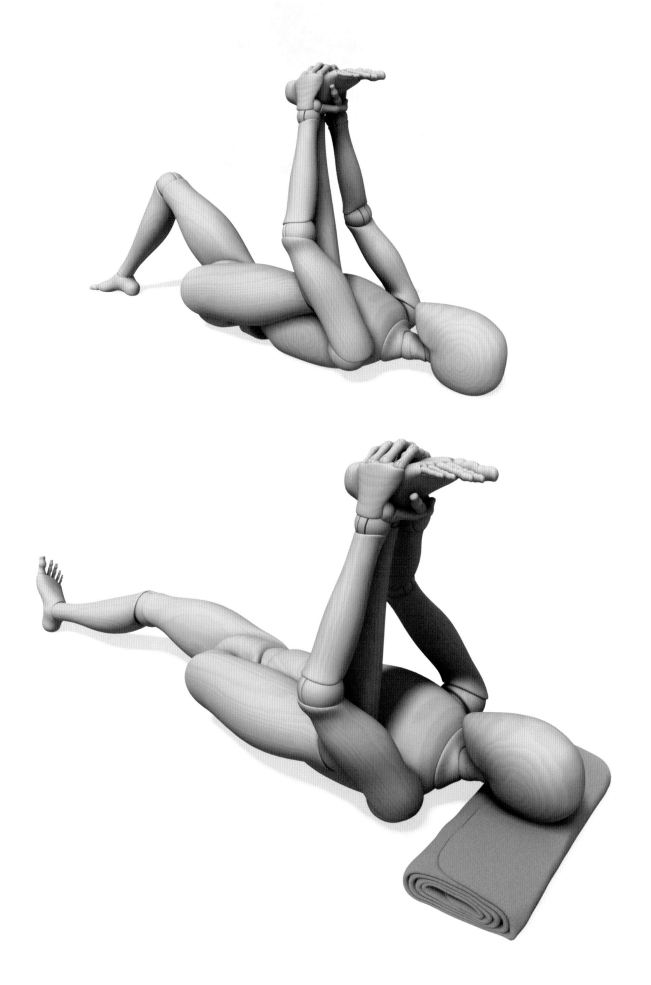

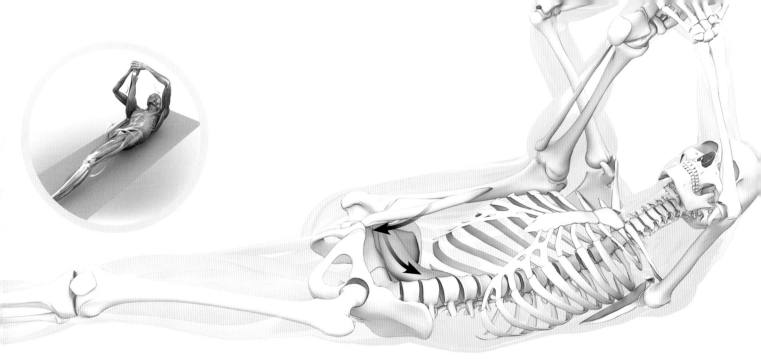

▲ **步驟一** 利用腰肌及其協同肌（恥骨肌、內收長肌和內收短肌），進行髖關節屈曲。請注意，當髖關節屈曲得很深，我們便很難再用這些肌肉加深屈曲的幅度，因為肌肉裡頭的橫橋（cross bridges）疊合程度已達最大值，很難施展更多的收縮力道。[3] 這時，就要靠上肢把足部往下拉，進一步加深髖關節屈曲的幅度。

---

3 譯注　根據肌纖維細絲滑動學說（sliding filament theory），肌肉收縮是由於肌動蛋白微絲在肌凝蛋白微絲之上滑行所致。在收縮的過程中，肌凝蛋白微絲和肌動蛋白微絲本身的長度並未改變。

▶ **步驟二** 雙手握住足部，想像你正要將雙臂從身體正前方高舉過頭。利用這項訣竅啟動前三角肌來上抬手臂，加深髖屈動作。接著，收縮肱二頭肌和肱肌，以彎曲肘關節。手掌要與脛骨成九十度，確保肘關節彎曲而產生的下拉力道，可貫通脛骨長軸。

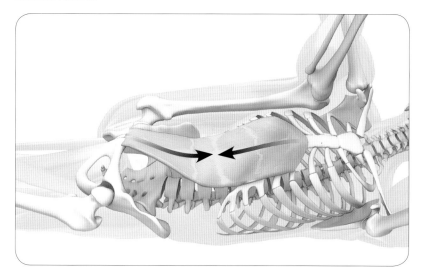

◀ **步驟三** 雙手握住足部，收縮腹直肌，使軀幹往大腿方向屈曲。同時，將足部往腋窩的方向拉。先用雙臂把足部固定在這個姿勢上，再按照步驟四的指示完成後續動作。

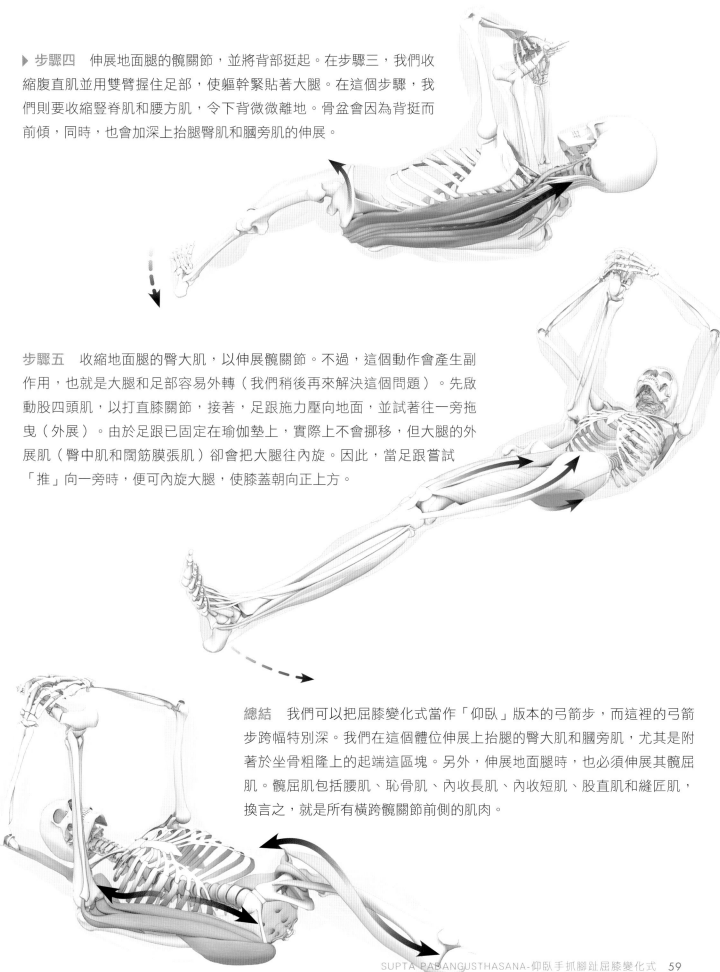

▶ **步驟四** 伸展地面腿的髖關節，並將背部挺起。在步驟三，我們收縮腹直肌並用雙臂握住足部，使軀幹緊貼著大腿。在這個步驟，我們則要收縮豎脊肌和腰方肌，令下背微微離地。骨盆會因為背挺而前傾，同時，也會加深上抬腿臀肌和膕旁肌的伸展。

**步驟五** 收縮地面腿的臀大肌，以伸展髖關節。不過，這個動作會產生副作用，也就是大腿和足部容易外轉（我們稍後再來解決這個問題）。先啟動股四頭肌，以打直膝關節，接著，足跟施力壓向地面，並試著往一旁拖曳（外展）。由於足跟已固定在瑜伽墊上，實際上不會挪移，但大腿的外展肌（臀中肌和闊筋膜張肌）卻會把大腿往內旋。因此，當足跟嘗試「推」向一旁時，便可內旋大腿，使膝蓋朝向正上方。

**總結** 我們可以把屈膝變化式當作「仰臥」版本的弓箭步，而這裡的弓箭步跨幅特別深。我們在這個體位伸展上抬腿的臀大肌和膕旁肌，尤其是附著於坐骨粗隆上的起端這區塊。另外，伸展地面腿時，也必須伸展其髖屈肌。髖屈肌包括腰肌、恥骨肌、內收長肌、內收短肌、股直肌和縫匠肌，換言之，就是所有橫跨髖關節前側的肌肉。

सुप्तपादांगुष्ठासन अ

# SUPTA PADANGUSTHASANA A
## 仰臥手抓腳趾伸展式A

仰臥手抓腳趾伸展式 A 的重點是伸展上抬腿的膕旁肌、腓腸肌和臀大肌。本式利用軀幹的重量，把上抬腿往下拉，使其進入更深的伸展，同時，也收縮股四頭肌，以打直膝關節，創造膕旁肌的交互抑制作用。

仰臥手抓腳趾伸展式 A 是應用誘發式伸展的絕佳姿勢。首先，雙手牢牢握住足跟，接著嘗試在屈膝狀況下將腿慢慢打直，令膕旁肌做離心收縮的動作。這個動作會刺激高爾基腱器，使其傳送訊號至脊髓，而脊髓一收到訊號，也會馬上命令膕旁肌放鬆，進而伸展，完成整個反饋迴路。控制肌肉張力和長度的系統十分複雜，這裡僅說明部分環節，此外，也要小心運用這項技巧（有關誘發式伸展的說明，請參閱第12頁）。儘管本式重點是伸展上抬腿的後側，但是瑜伽墊上的那條伸直的腿也是關鍵。同時保持髖關節伸展、大腿內旋、足跟緊貼著地面，極具挑戰性，但卻是我們努力的目標。利用臀部和下背的肌肉，把足跟往下拉，並利用髖關節內旋肌，使膝蓋骨朝向正上方。後續的肌肉講解中，會再說明這項技巧。

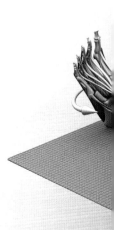

| 重要關節擺位 | |
| --- | --- |
| • 地面腿髖關節伸直、內旋 | • 軀幹屈曲 |
| • 上抬腿髖關節屈曲 | • 肩關節屈曲、內收、外旋 |
| • 膝關節伸直 | • 肘關節屈曲 |
| • 上抬腿踝關節蹠屈 | • 前臂旋後 |
| • 足外翻；腳趾伸直 | • 腕關節屈曲 |

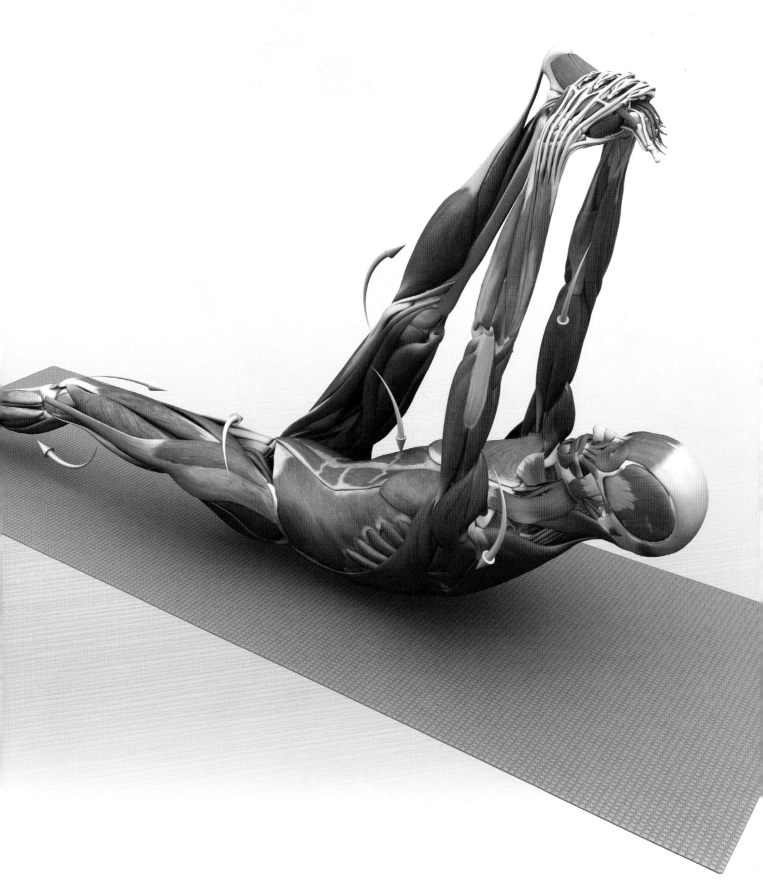

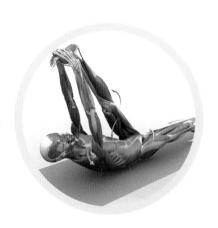

# 仰臥手抓腳趾伸展式 A 準備動作

如下圖所示，先用瑜伽繩套住上抬腿。彎曲肘關節，將腿拉近身體。切記伸展膕旁肌時，不能躁進，更不宜施力強壓，否則會傷及膕旁肌。當身體夠柔軟，雙手便有辦法碰到足部或小腿。緊握足部，並用嘗試用肩膀的肌肉，雙臂往頭部的方向上舉，把上抬腿帶入更深的伸展。進行同時，另一條腿可保持彎曲，但到了完成階段，就要打直膝關節，內旋大腿。

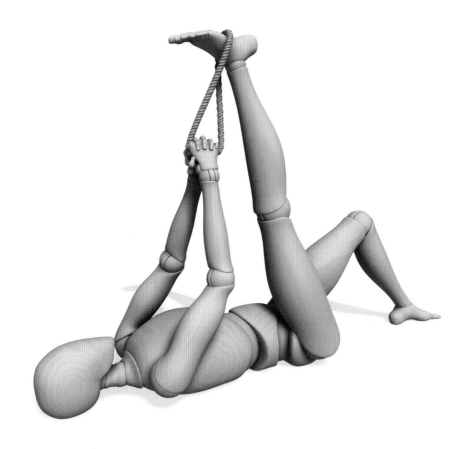

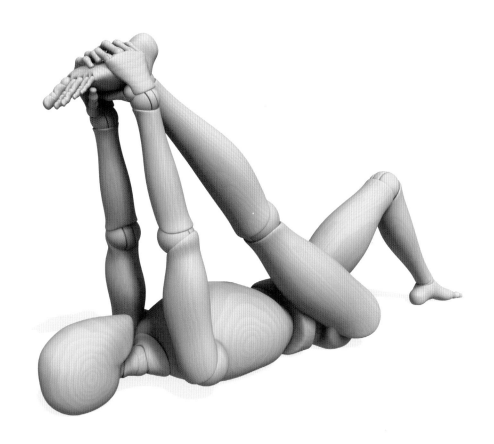

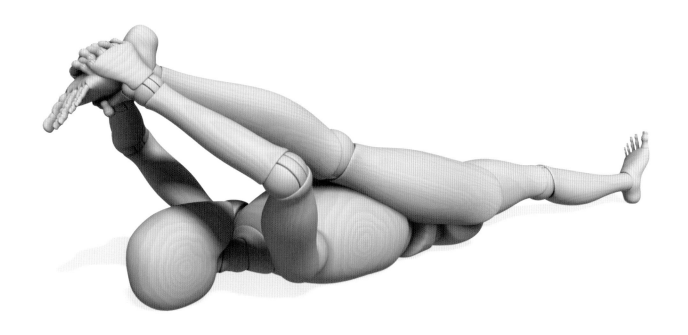

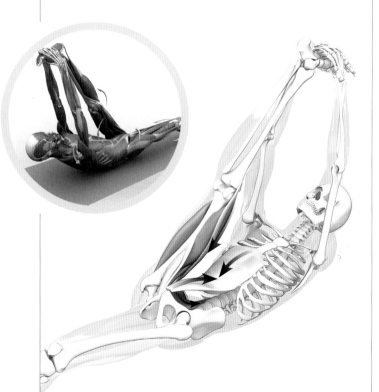

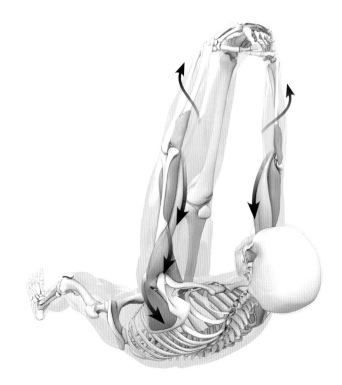

**步驟一** 啟動髖屈肌（包括腰肌、恥骨肌、內收長肌、內收短肌），以把腿往上抬。請注意，當髖關節完全屈曲時，髖屈肌很難施展更多的力道，因為這已超過其最佳收縮長度（optimal contractile length）。夾緊腹部，使軀幹往上抬腿的方向屈曲，並收縮股四頭肌，以打直膝關節。這兩個動作會促使原本已被拉長的肌肉產生交互抑制作用，進而放鬆、伸展。

**▲ 步驟二** 雙手握住足部，並嘗試將雙臂高舉過頭。這個動作會收縮前三角肌，把上抬腿帶入更深的伸展。接著，啟動肩關節旋轉肌群的棘下肌和小圓肌，以外旋肩關節，並收縮肱二頭肌和肱肌，以屈曲肘關節，把上抬腿帶入更深的伸展。雙手緊握足部、嘗試把掌心上翻，使前臂旋後。如此一來，足部、肘關節和肩關節之間便形成了一股「螺旋」力道，產生的扭轉效果也進而固定足部，並加深腿的伸展。

**▶ 步驟三** 收縮豎脊肌和腰方肌，做挺背動作，此時，骨盆會前傾，使膕旁肌的起端往後移並遠離止端，整條肌肉也隨之伸展。收縮下三分之一的斜方肌，使肩膀下拉，遠離頸部。仔細感覺足部如何在這個動作的帶動下更靠近臉部。啟動菱形肌，讓兩塊肩胛骨往身體中線靠攏，以擴展胸腔。

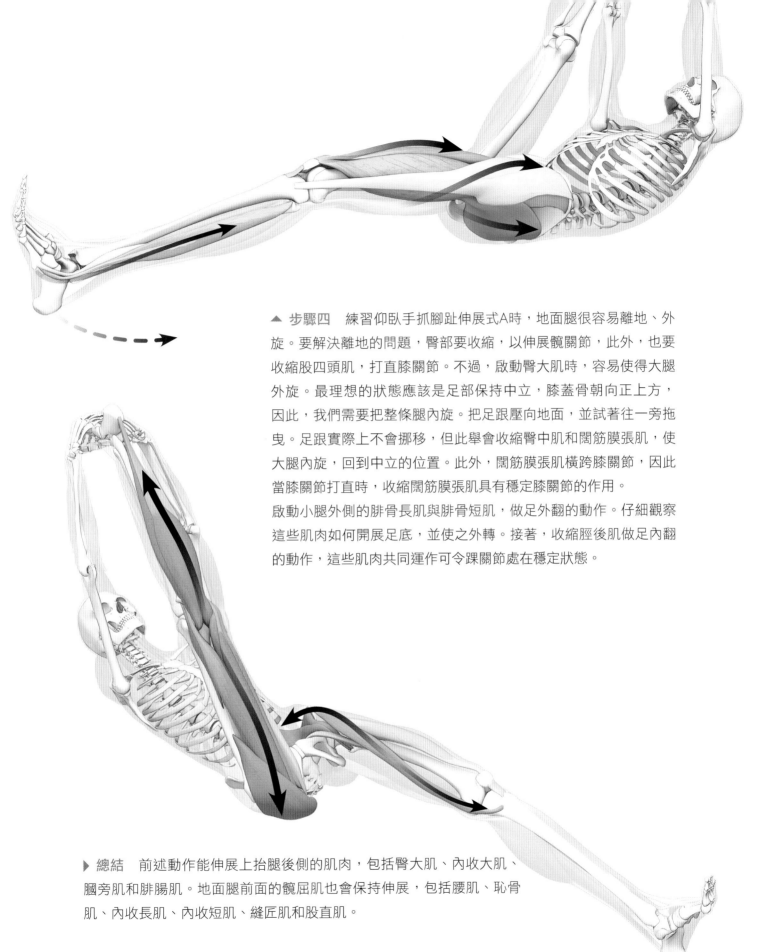

▲ **步驟四** 練習仰臥手抓腳趾伸展式A時，地面腿很容易離地、外旋。要解決離地的問題，臀部要收縮，以伸展髖關節，此外，也要收縮股四頭肌，打直膝關節。不過，啟動臀大肌時，容易使得大腿外旋。最理想的狀態應該是足部保持中立，膝蓋骨朝向正上方，因此，我們需要把整條腿內旋。把足跟壓向地面，並試著往一旁拖曳。足跟實際上不會挪移，但此舉會收縮臀中肌和闊筋膜張肌，使大腿內旋，回到中立的位置。此外，闊筋膜張肌橫跨膝關節，因此當膝關節打直時，收縮闊筋膜張肌具有穩定膝關節的作用。
啟動小腿外側的腓骨長肌與腓骨短肌，做足外翻的動作。仔細觀察這些肌肉如何開展足底，並使之外轉。接著，收縮脛後肌做足內翻的動作，這些肌肉共同運作可令踝關節處在穩定狀態。

▶ **總結** 前述動作能伸展上抬腿後側的肌肉，包括臀大肌、內收大肌、膕旁肌和腓腸肌。地面腿前面的髖屈肌也會保持伸展，包括腰肌、恥骨肌、內收長肌、內收短肌、縫匠肌和股直肌。

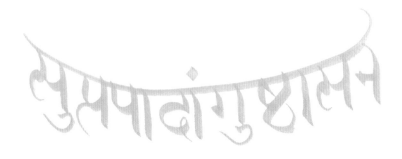

# SUPTA PADANGUSTHASANA
## 仰臥手抓腳趾側轉變化式

仰臥手抓腳趾側轉變化式有兩個彼此對立的重點。當肩膀和胸腔往某個方向轉，骨盆和下半身卻朝反方向扭轉。收縮創造此一扭轉的肌群，可提高扭轉的幅度。你會發現，當我們把地面那隻手臂的肩胛骨往身體中線拉，胸腔便可轉離骨盆。同樣地，上抬腿內收，骨盆也自然朝肩膀的反方向轉。最後，在手掌下壓足部同時，足部也抵住手掌往上反推，可創造出鎖印。這個動作也會啟動大腿的外展肌，進而穩定骨盆。不知你是否觀察到，骨盆因肘關節伸展而變得更加穩固。這項訣竅也可與站姿體位「扭轉三角式」所提供的訣竅做一比較。練習扭轉三角式時，手掌壓在踝關節外側，足部也抵住手掌往外推。由此可見，兩者的功效其實一模一樣，而我們也可透過其他體位來改善當前正在練習的體位。

下半身的重點不同於上半身。上抬腿屈曲、內旋同時，地面腿則進行伸直。將上抬腿高舉跨過軀幹，朝著肩胛帶的反方向內收，以旋轉脊椎。脊柱銜接肩胛帶和骨盆，並為兩個相反的動作提供連貫性。別忘了呼吸，呼吸是體位練習的配樂。

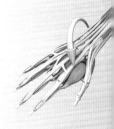

### 重要關節擺位

- 地面腿髖關節伸直、內旋
- 上抬腿髖關節內收、內旋
- 膝關節伸直
- 踝關節蹠屈
- 足外翻

- 軀幹扭轉
- 肩關節外展、外旋
- 肘關節伸直
- 前臂旋前

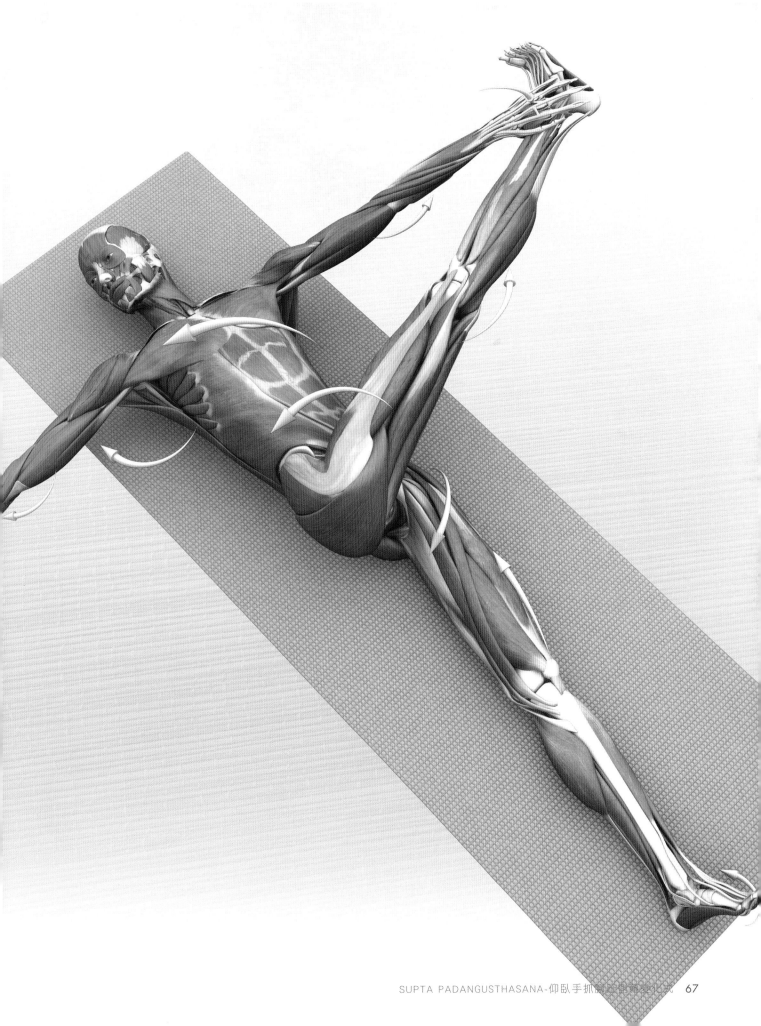

SUPTA PADANGUSTHASANA-仰臥手抓腳趾伸展姿勢變化式　67

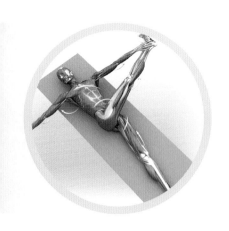

# 仰臥手抓腳趾側轉變化式準備動作

先用瑜伽繩套住上抬腿，再將足部拉越身體。接著用地面那一側的肩膀和手臂，將上半身和胸腔轉離上抬腿。當身體夠柔軟，再用手握住足底外緣，掌心施力下壓，將髖關節轉過來。收縮臀部肌肉，以打直、伸展地面腿。最後，先將身體撐住，再慢慢解開動作。扭轉軀幹前，可先練習聖哲馬利奇式三。

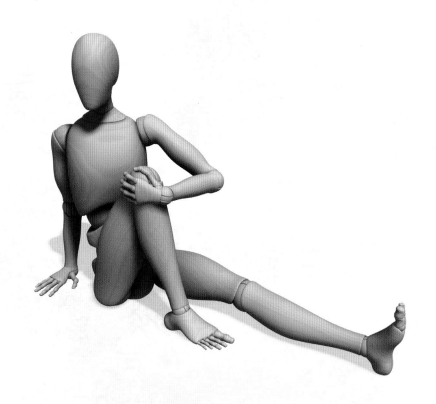

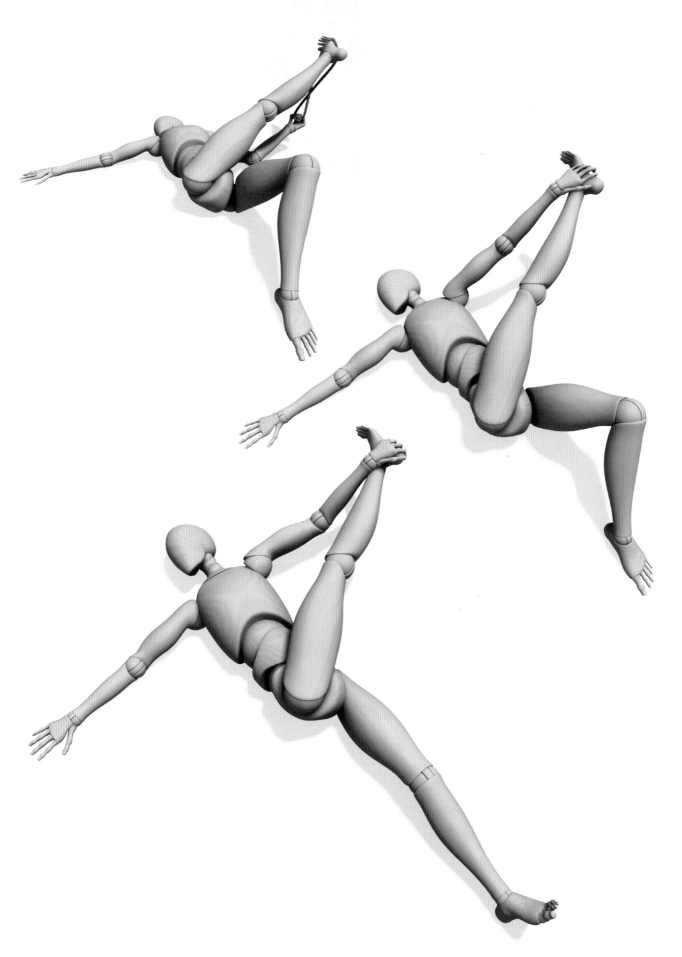

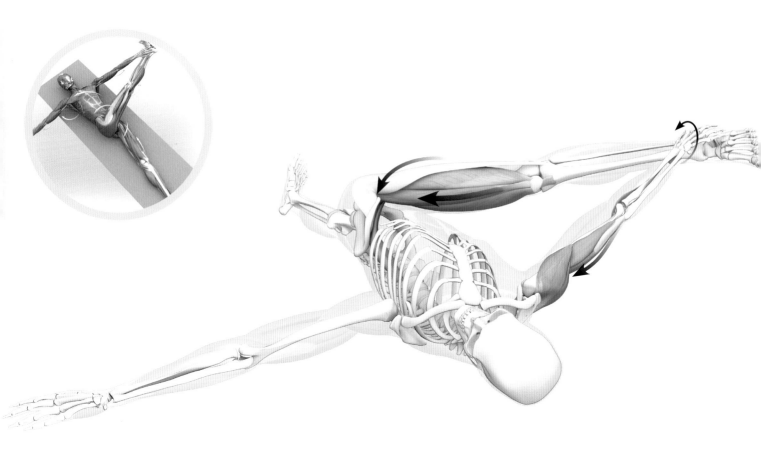

步驟一　啟動腰肌及其協同肌，以屈曲髖關節（協同肌包括闊筋膜張肌、恥骨肌、內收長肌、內收短肌和臀小肌)。離心收縮闊筋膜張肌，腿的側面抵著手掌往上反推（這項訣竅意在仿效股骨外展的動作，因為闊筋膜張肌其中一項功能就是外展股骨），此外，這個動作還可固定並內旋股骨。收縮股四頭肌來打直膝關節。將肘關節伸直，前臂旋前（掌面朝下）。啟動後三角肌，肩膀朝後，把足部壓向地面。收縮側三角肌，外展肩關節，把整條腿往頭部的方向舉。這是透過上下肢連結來強化軀幹屈曲最好的例子。

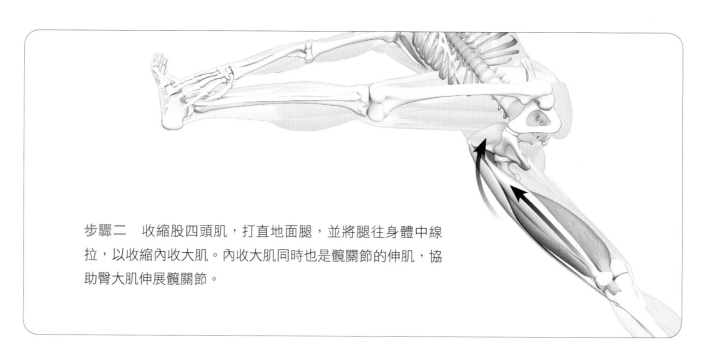

步驟二　收縮股四頭肌，打直地面腿，並將腿往身體中線拉，以收縮內收大肌。內收大肌同時也是髖關節的伸肌，協助臀大肌伸展髖關節。

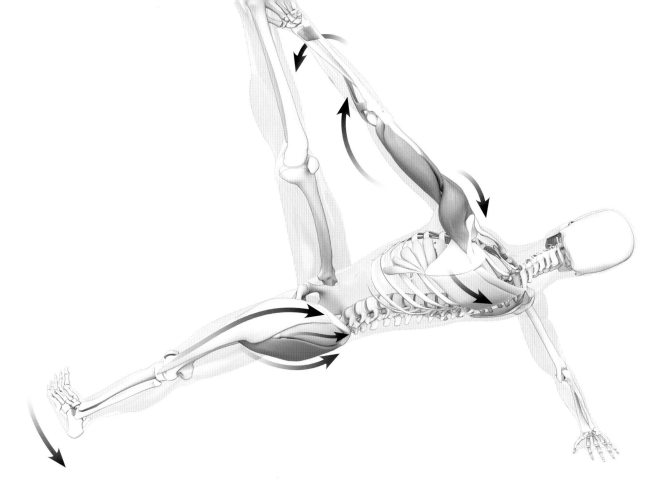

步驟三　上半身與下半身的動作完全相反。圖片呈現了手臂壓向腿時所使用的肌群。收縮前臂的旋前圓肌和旋前方肌，使掌面朝下。啟動肱三頭肌，打直肘關節。啟動側三角肌和後三角肌，下壓足部。收縮菱形肌，把肩胛骨往身體身體中線拉。

前鋸肌可擴展胸腔，連帶會把肩膀和手臂往足部方向拉。同時，啟動臀大肌，以伸直地面腿。請注意，

這個動作會產生副作用，也就是足部容易外轉。欲抗衡這種情形，足跟可施力壓向地面，並試著往一旁拖曳，遠離身體中線。這項訣竅能收縮闊筋膜張肌，並從髖關節處內旋股骨，抗衡臀大肌外旋的傾向。

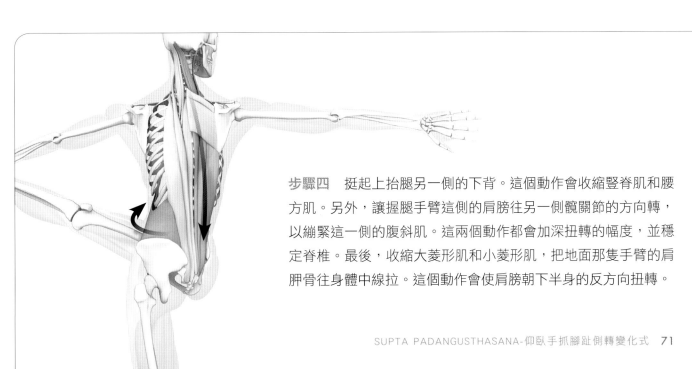

步驟四　挺起上抬腿另一側的下背。這個動作會收縮豎脊肌和腰方肌。另外，讓握腿手臂這側的肩膀往另一側髖關節的方向轉，以繃緊這一側的腹斜肌。這兩個動作都會加深扭轉的幅度，並穩定脊椎。最後，收縮大菱形肌和小菱形肌，把地面那隻手臂的肩胛骨往身體中線拉。這個動作會使肩膀朝下半身的反方向扭轉。

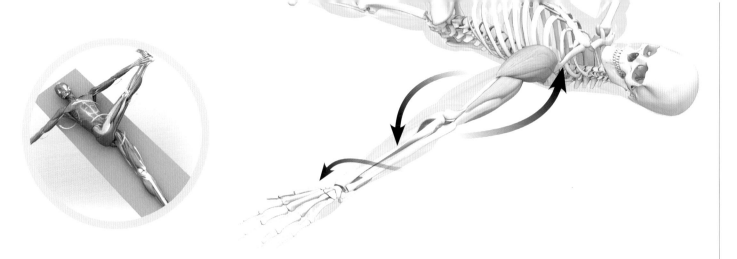

步驟五　啟動側三角肌，外展肩關節；啟動後三角肌，使握腿手臂往地面方向拉。收縮肱三頭肌。收縮前臂的旋前圓肌和旋前方肌，使掌面朝下。接

著，收縮上抬腿側的菱形肌，把肩胛骨往身體中線拉。這有助於將肩膀和胸腔轉離骨盆。

步驟六　避免聳肩。利用下三分之一的斜方肌，使肩膀下拉，遠離耳朵。擴展胸腔，肩胛骨往脊椎的方向集中。延續步驟三收縮前鋸肌的動作，並收縮菱形肌，以穩定肩膀。

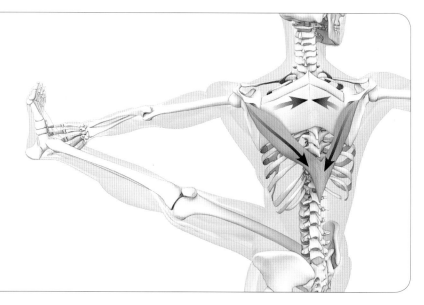

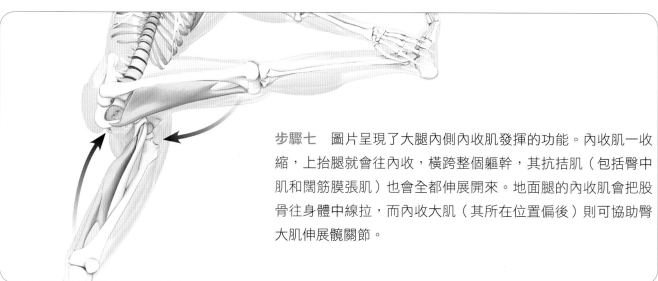

步驟七　圖片呈現了大腿內側內收肌發揮的功能。內收肌一收縮，上抬腿就會往內收，橫跨整個軀幹，其抗拮肌（包括臀中肌和闊筋膜張肌）也會全都伸展開來。地面腿的內收肌會把股骨往身體中線拉，而內收大肌（其所在位置偏後）則可協助臀大肌伸展髖關節。

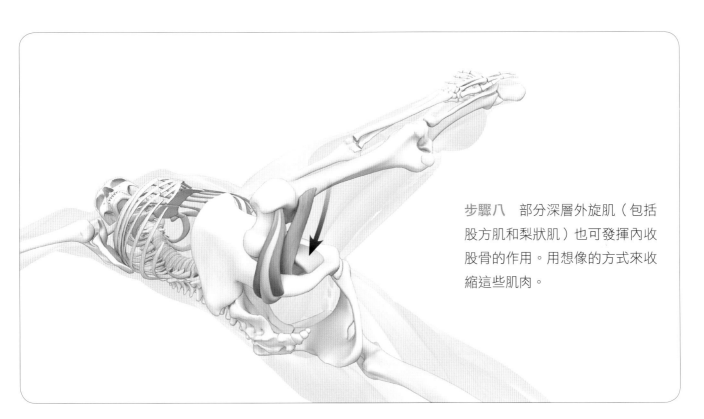

步驟八　部分深層外旋肌（包括股方肌和梨狀肌）也可發揮內收股骨的作用。用想像的方式來收縮這些肌肉。

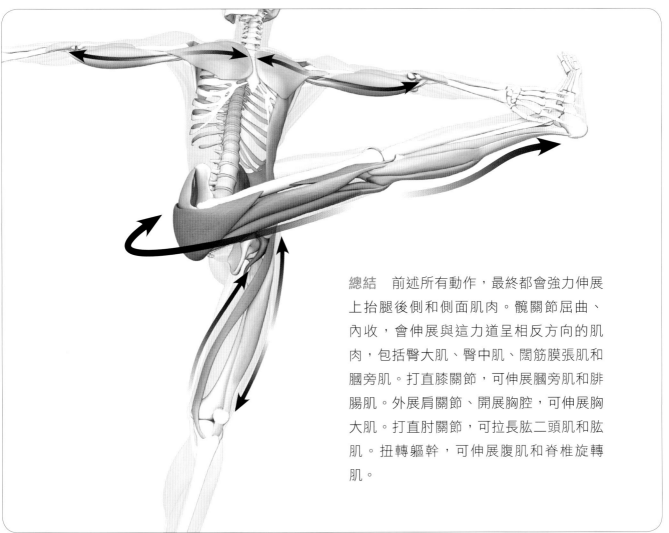

總結　前述所有動作，最終都會強力伸展上抬腿後側和側面肌肉。髖關節屈曲、內收，會伸展與這力道呈相反方向的肌肉，包括臀大肌、臀中肌、闊筋膜張肌和膕旁肌。打直膝關節，可伸展膕旁肌和腓腸肌。外展肩關節、開展胸腔，可伸展胸大肌。打直肘關節，可拉長肱二頭肌和肱肌。扭轉軀幹，可伸展腹肌和脊椎旋轉肌。

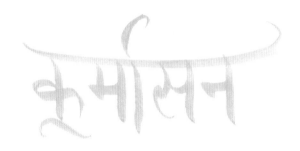

# KURMASANA
## 龜式

古代瑜伽行者想出一個絕妙的招式來伸展難以控制的肌肉，這一招正是龜式。練習龜式時，我們連結雙臂和雙腿，藉此伸展下背和髖關節。龜式的首要重點是軀幹前彎，次要重點是把肘關節置於膝關節下。膝關節一伸展，便會下壓肘關節後側，也會把軀幹帶入更深的屈曲。收縮肱二頭肌和肱肌，使肘關節保持彎曲，避免過度伸展。當大腿壓在上臂時，將掌心貼地固定不動，然後嘗試彎曲肘關節，如此一來，軀幹就會被帶入更深的屈曲，增加3–5公分的伸展，而這進展即是瑜伽的意義。

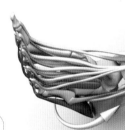

### 重要關節擺位

- 髖關節屈曲、外展
- 膝關節伸直
- 踝關節蹠屈
- 足外翻

- 軀幹屈曲
- 肩關節伸展、外展、外旋
- 肘關節伸直
- 前臂旋前

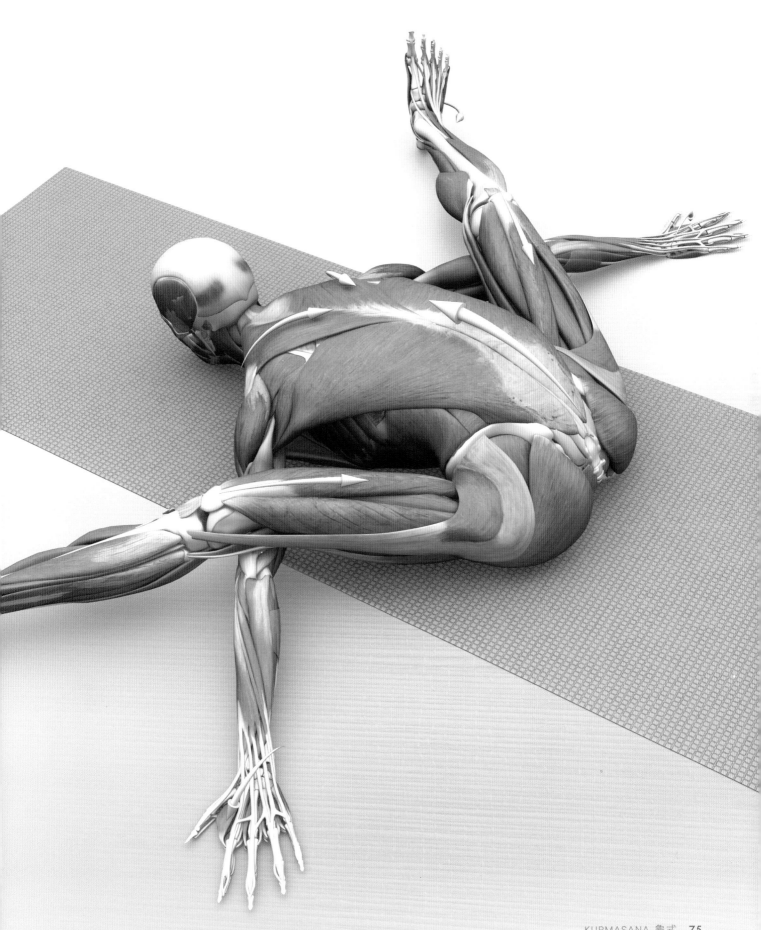

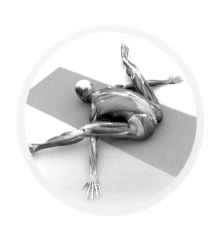

# 龜式準備動作

保持膝關節和肘關節彎曲，直到你準備好進入龜式為止。接著，膝關節的後側輕輕壓在上臂，同時肘關節記得保持彎曲，避免過度伸展。當身體夠柔軟，大腿再慢慢沿著手臂後側上移至上臂，這時只要把膝關節打直，便能獲得較強的槓桿作用，將軀幹下壓得更深。在進入龜式前，可先練習兩個體位預做準備，一是仰臥手抓腳趾屈膝變化式，伸展臀肌和上半段膕旁肌；一是坐角式，伸展背部肌肉。

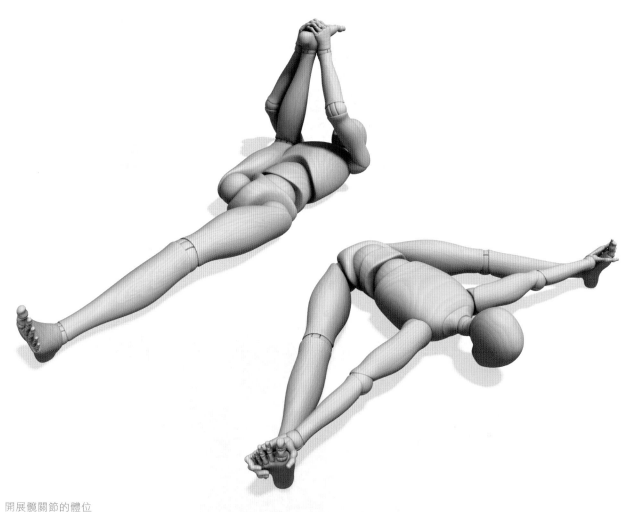

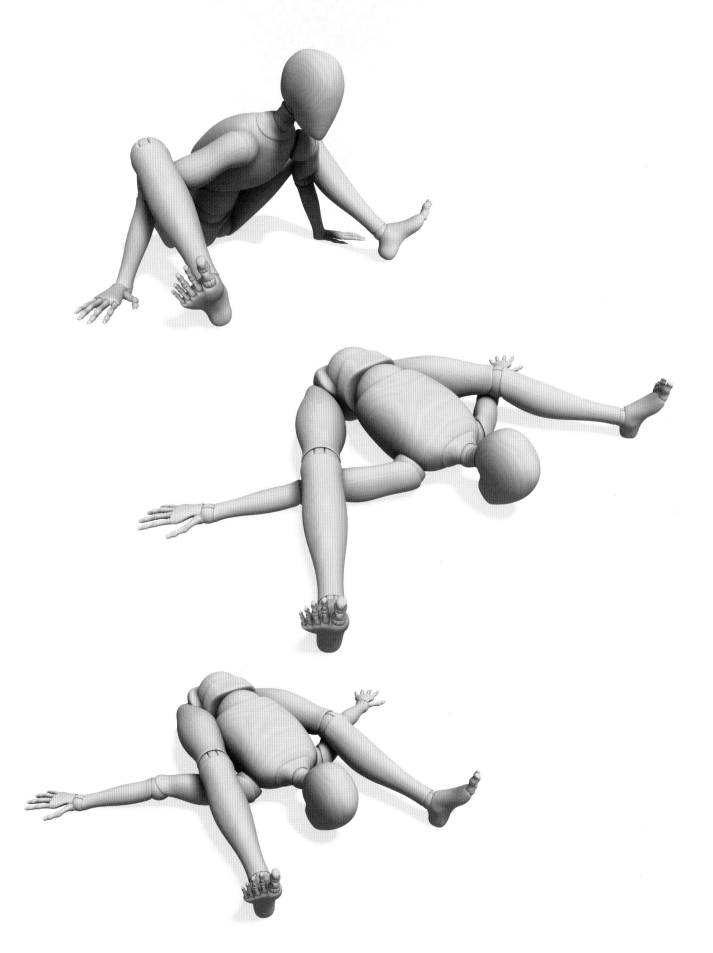

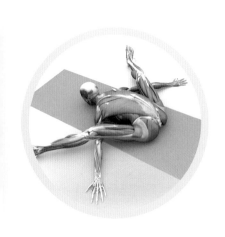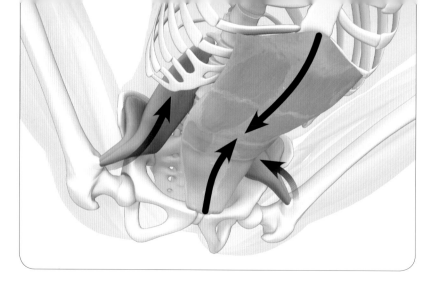

▲ 步驟一　收縮腹肌，以屈曲軀幹。啟動腰肌，以屈曲股骨。腰大肌的起端位於腰椎上，只要一收縮，便有助於加深前彎的幅度。然而，當髖關節完全屈曲，髖屈肌進一步收縮並屈曲髖關節的空間也變得十分有限。碰到這種情形時，你可以適時連結上下肢，加深前彎的幅度。

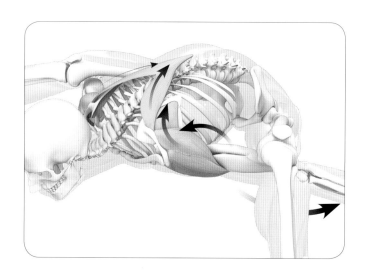

◀ 步驟二　雙臂穿過雙腿，掌心貼地。下壓食指根部的指丘，收縮旋前圓肌和旋前方肌，使前臂旋前。收縮肱三頭肌，打直肘關節，以利手臂穿得更深。肘關節和上臂骨頭先抵住雙腿後側，再嘗試往上舉，以收縮側三角肌和後三角肌，加深軀幹屈曲的幅度。收縮下三分之一的斜方肌，使肩膀下拉，遠離耳朵。

▶ 步驟三　啟動股四頭肌，以打直膝關節。這個動作會使雙腿壓向雙臂後側，強力伸展背部肌肉和臀大肌。臀大肌是主要的髖伸肌。不過，大腿會在臀大肌伸展的拉扯下，出現外旋的情形，並使膝蓋骨外轉。因此，這時要內旋股骨，收縮闊筋膜張肌，抗衡外旋的情形。收縮闊筋膜張肌的訣竅是，將足跟壓向瑜伽墊，再試著往兩旁拖曳。由於足部已固定在瑜伽墊上，實際上不會挪移，但這項嘗試卻可收縮臀中肌和闊筋膜張肌，內旋股骨。闊筋膜張肌底下的臀小肌也會發揮作用。臀小肌可協助屈曲、內旋髖關節，並穩定嵌在髖臼窩內的股骨頭。練習龜式時，可想像臀小肌的動作。

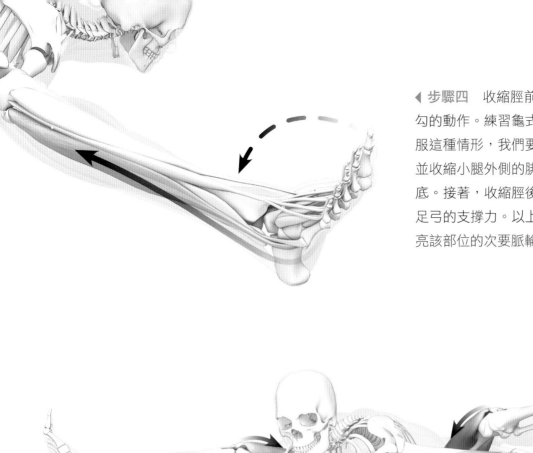

◀ 步驟四 收縮脛前肌，使踝關節背屈，做出倒勾的動作。練習龜式時，足部容易內轉，為了克服這種情形，我們要收縮伸趾肌群，挺起腳趾，並收縮小腿外側的腓骨長肌、腓骨短肌，外翻足底。接著，收縮脛後肌，平衡足底外翻，並強化足弓的支撐力。以上動作皆是為了開展足底，照亮該部位的次要脈輪。

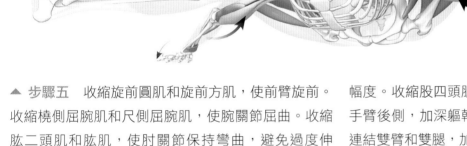

▲ **步驟五** 收縮旋前圓肌和旋前方肌，使前臂旋前。收縮橈側屈腕肌和尺側屈腕肌，使腕關節屈曲。收縮肱二頭肌和肱肌，使肘關節保持彎曲，避免過度伸展。肱二頭肌的閉鎖式運動鏈收縮，也可加深前彎的幅度。收縮股四頭肌，以打直膝關節，並把大腿壓向手臂後側，加深軀幹的屈曲的幅度。上圖呈現了如何連結雙臂和雙腿，加深髖關節和骨盆的動作。

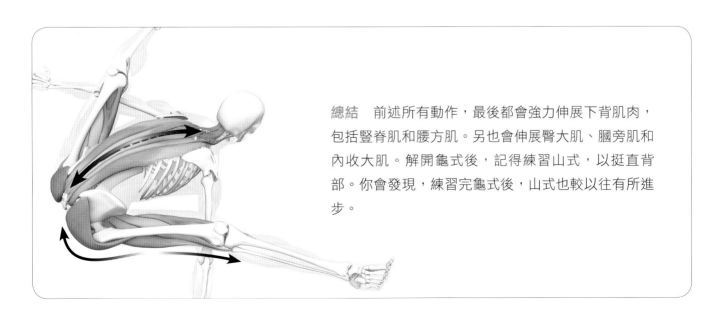

**總結** 前述所有動作，最後都會強力伸展下背肌肉，包括豎脊肌和腰方肌。另也會伸展臀大肌、膕旁肌和內收大肌。解開龜式後，記得練習山式，以挺直背部。你會發現，練習完龜式後，山式也較以往有所進步。

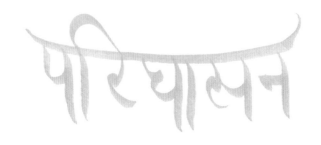

# PARIGHASANA
## 門閂式

仔細觀察，你會發現門閂式是由幾個重點動作交疊而成的。首先，門閂式是個側彎動作，軀幹會往大腿方向側屈。另外，門閂式也是個開髖動作，伸展屈膝腿側的骨盆前側肌肉。嘗試在伸直腿和屈膝腿間構成的直線上保持平衡，也可訓練儀態。最後，把屈膝腿的足背和伸直腿的足底分別壓向瑜伽墊，提升整體的平衡。

這個體位的穩定性來自於骨盆核心，收縮骨盆一側的臀肌，以及另一側的腰肌。這個動作會收緊薦髂韌帶，形成「扭轉」的拉緊現象（也稱為「韌帶牽引機制」，ligamentotaxis），進而在骨盆處創造鎖印，鞏固下盤。

收縮伸直腿的股四頭肌，以打直膝關節。收縮小腿肚肌（小腿後方的腓腸肌和比目魚肌），把足底壓向瑜伽墊。同樣地，啟動屈膝腿的股四頭肌和脛前肌，把足背壓向地面。雙足用力壓向地面，可構成堅固的基座，連結腿骨和骨盆，並使骨盆更加穩定。

### 重要關節擺位

- 伸直腿髖關節屈曲、外旋
- 伸直腿膝關節伸直
- 伸直腿踝關節蹠屈
- 屈膝腿髖關節伸直、內旋
- 屈膝腿膝關節屈曲

- 屈膝腿踝關節蹠屈
- 軀幹側屈
- 肩膀屈曲、外展、外旋
- 肘關節伸直
- 前臂旋前

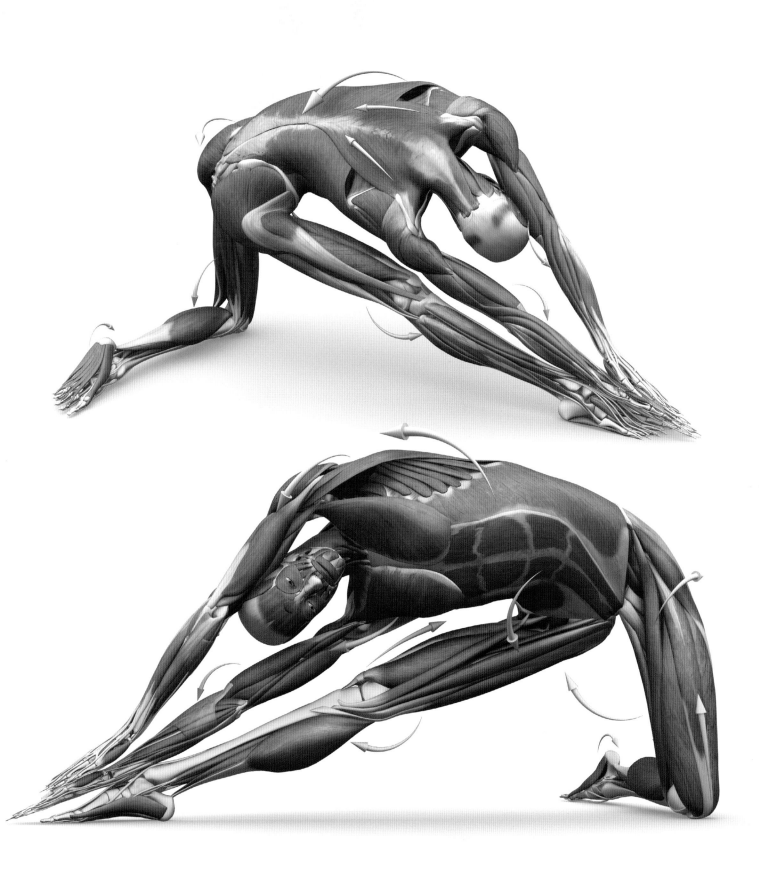

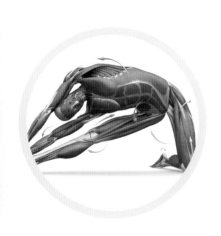

# 門閂式準備動作

先以側彎動作伸展脊椎旋轉肌和腹斜肌，幫助軀幹肌肉做好準備。另一個準備動作則參考下圖，用瑜伽繩練習坐姿門閂式（Parighasana I），伸展身體側面。

雙足先按右頁右上圖指示擺放，並平舉雙臂，開展胸腔，幫助身體保持平衡。接著，啟動髖屈肌，把軀幹往伸直腿一側拉，斜身進入側屈的姿勢。千萬要記得調整呼吸節奏。最後，撐住身體，收縮軀幹上側的腹肌和屈膝腿側的臀肌，準備直立軀幹，並小心翼翼解開體位。

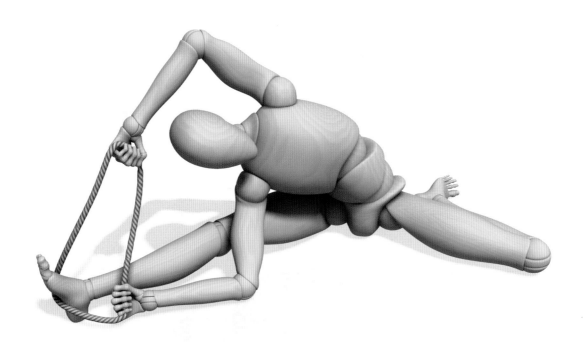

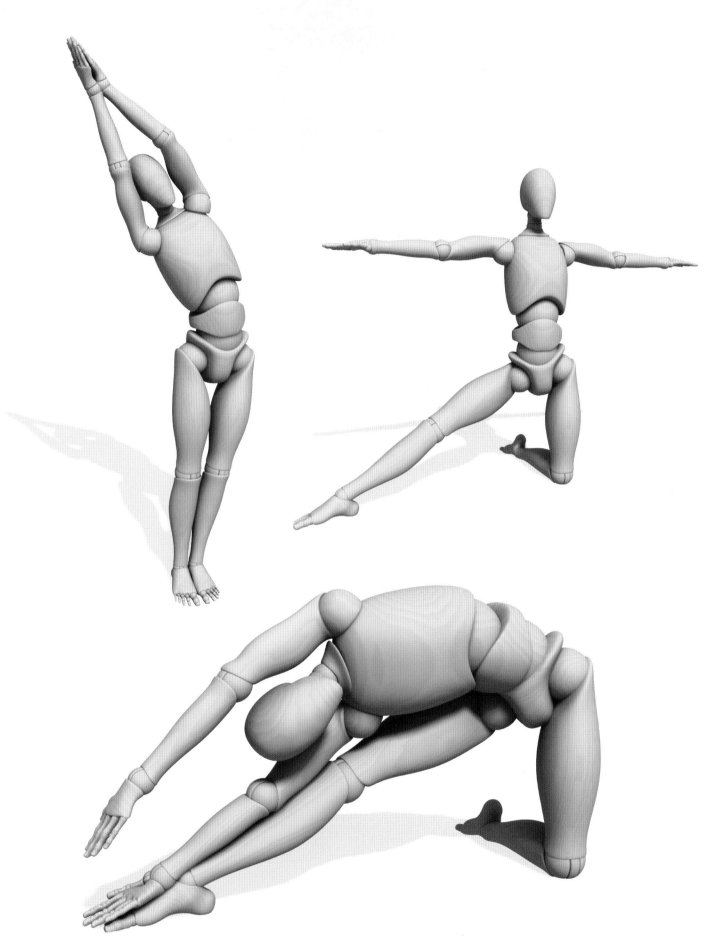

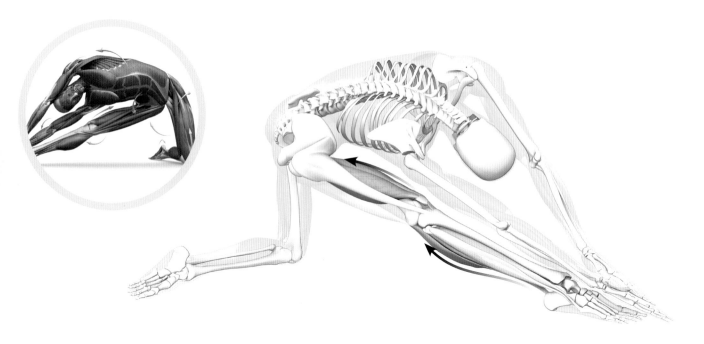

▲ **步驟一** 收縮股四頭肌，打直膝關節。若想加強這個動作，可以把膝蓋骨往骨盆的方向提。闊筋膜張肌可協助打直及穩定膝關節。收縮腓腸肌和比目魚肌，把足底壓向瑜伽墊。如果足底無法平貼地面，先稍微彎曲膝關節，足部放在瑜伽墊上，接著，足底腳球用力往下壓，加以固定，便可收縮小腿肚的肌肉腓腸肌和比目魚肌。收縮股四頭肌，打直整條腿。啟動屈膝

腿的腓腸肌和比目魚肌，蹠屈踝關節，使小腿前側的脛前肌產生交互抑制作用，進而拉長、伸展。收縮腓骨長肌和腓骨短肌，可將足底腳球用力壓向瑜伽墊，並讓身體重量均勻分布於足底。最後，收縮脛後肌，稍微內翻踝關節，以平衡前一個動作。這些動作結合起來，便可提起足弓。

▶ **步驟二** 稍微收縮屈膝腿的股四頭肌，把脛骨頂端壓向瑜伽墊。由於股四頭肌中的股直肌跨越髖關節，因此一收縮便會連結小腿前側和骨盆，並使骨盆更加穩定。再來，臀肌用力，啟動臀大肌，以伸展髖關節，並拉長骨盆前側的肌肉。收縮屈膝腿的腓腸肌和比目魚肌，蹠屈踝關節，維持腳趾朝向正前方，並伸展小腿前面的肌肉（包括脛前肌和伸趾肌群）。最後，離心收縮脛前肌，並將足背壓向瑜伽墊，以平衡前一個動作。

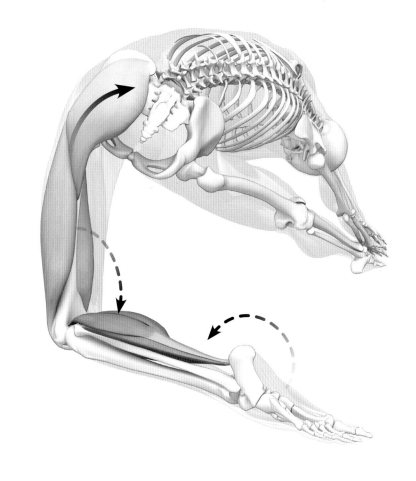

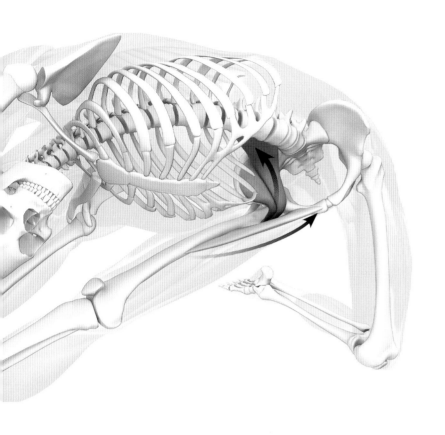

步驟三　收縮腰肌及其協同肌（恥
骨肌和縫匠肌），以屈曲髖關節。
闊筋膜張肌和股直肌也會協助完成
這個動作。腰肌不只屈曲髖關節，
還會使骨盆稍微前傾，把腰椎往伸
直腿的方向拉。

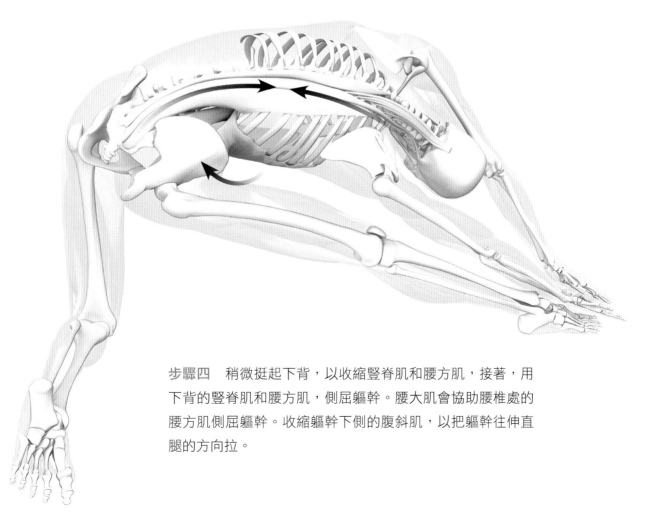

步驟四　稍微挺起下背，以收縮豎脊肌和腰方肌，接著，用
下背的豎脊肌和腰方肌，側屈軀幹。腰大肌會協助腰椎處的
腰方肌側屈軀幹。收縮軀幹下側的腹斜肌，以把軀幹往伸直
腿的方向拉。

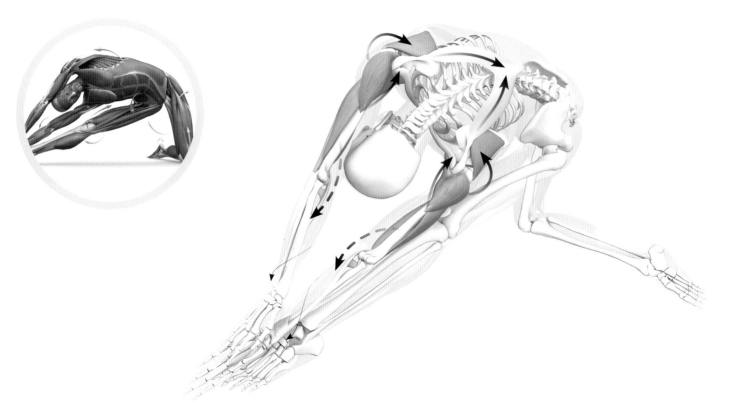

步驟五 啟動肱三頭肌，以打直雙臂。收縮前三角肌和側三角肌，以將上臂骨（肱骨）高舉過頭，並前屈肩關節。接著，透過後三角肌、棘下肌和小圓肌，外旋肩關節。啟動下三分之一的斜方肌，使肩胛骨下拉，遠離頸部。

最後，收縮旋前圓肌和旋前方肌，並沿著手臂創造出

「螺旋」的效果。完成這個動作的訣竅是，將雙手食指根部的指丘壓在一起。你會發現，前臂旋轉的方向跟肩關節旋轉的方向（肩膀外旋）剛好相反，而這兩個相反的動作，通過肘關節形成韌帶牽引機制讓整個手臂延伸拉緊。

步驟六 嘗試把屈膝腿的膝蓋往伸直腿的足部方向拖曳。由於膝關節已固定在瑜伽墊上，實際上不會挪移，但這項訣竅卻可啟動屈膝腿的內收肌和伸直腿的膕旁肌。最後，平衡兩股力道，把能量往上帶入骨盆。

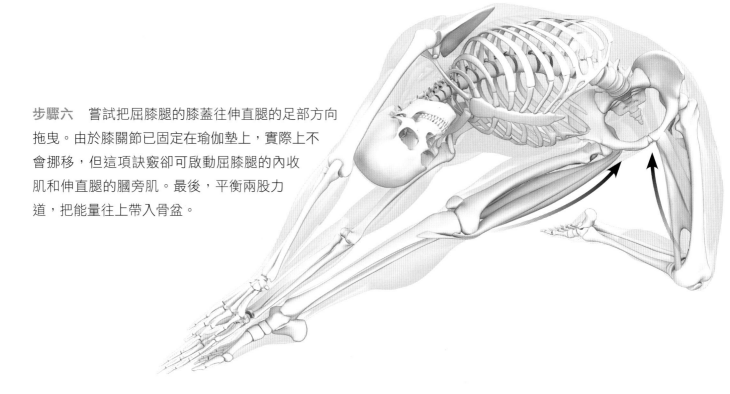

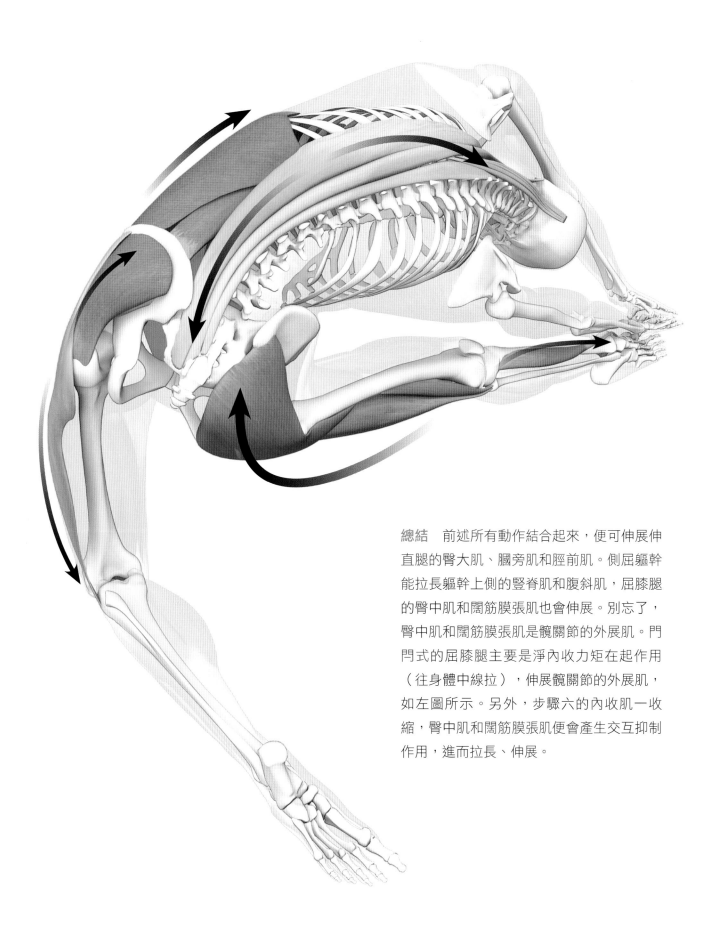

總結　前述所有動作結合起來，便可伸展伸直腿的臀大肌、膕旁肌和脛前肌。側屈軀幹能拉長軀幹上側的豎脊肌和腹斜肌，屈膝腿的臀中肌和闊筋膜張肌也會伸展。別忘了，臀中肌和闊筋膜張肌是髖關節的外展肌。門閂式的屈膝腿主要是淨內收力矩在起作用（往身體中線拉），伸展髖關節的外展肌，如左圖所示。另外，步驟六的內收肌一收縮，臀中肌和闊筋膜張肌便會產生交互抑制作用，進而拉長、伸展。

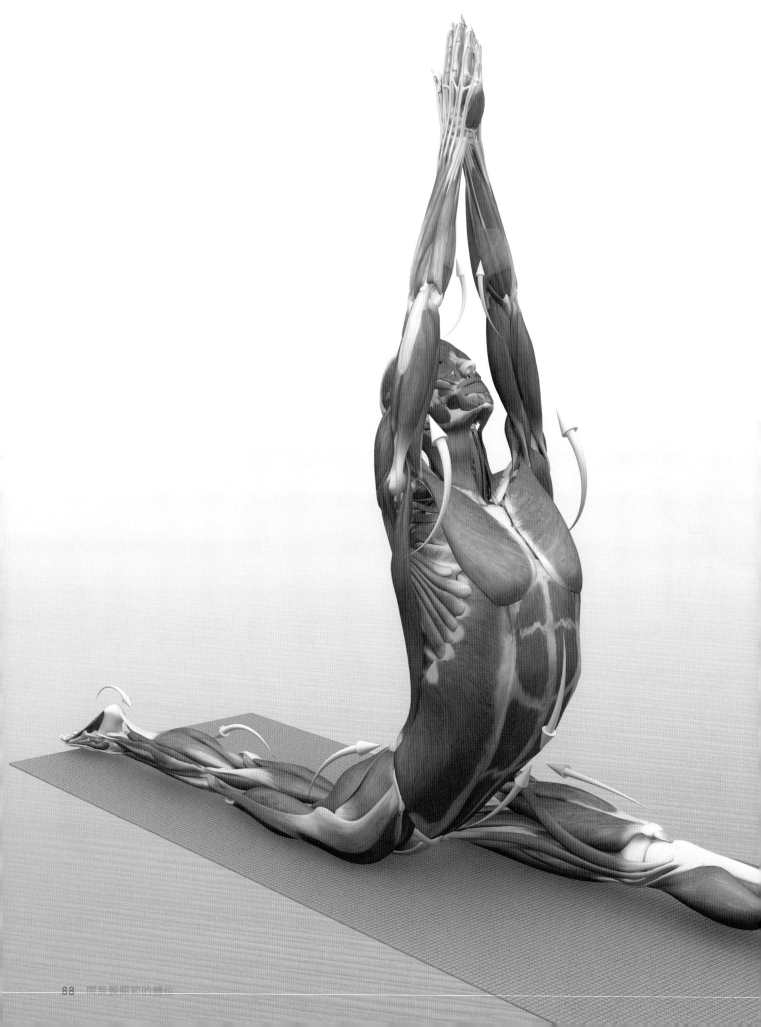

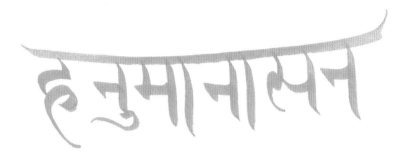

# HANUMANASANA
## 猴神哈努曼式

練習猴神哈努曼式時，身體同時會往前、後、上、下四個方向射出。據傳，猴神哈努曼一邁步便橫跨兩個世界，成功拯救古印度國王羅曼的妻子，而猴神哈努曼式劈腿的動作便是向猴神偉大的一躍致敬。後腳是收束的力量，把身體固定在地面上；跨出的前腳，則代表走進另一個世界。後腳髖關節伸展、內收、內旋；前腳髖關節屈曲，膝關節則伸展並把腿往前帶。比照鴿式，收縮後腳髖伸肌和前腳髖屈肌，在骨盆處的韌帶創造「扭轉」的效果，使骨盆穩定並扎根於地面。最後，在肩膀和雙臂的協助下，挺直背部，胸腔向上開展。

### 重要關節擺位

- 前腳髖關節屈曲
- 後腳髖關節伸展
- 膝關節伸直
- 踝關節蹠屈

- 軀幹挺直
- 肩膀屈曲、外展、外旋
- 肘關節伸直
- 前臂旋前

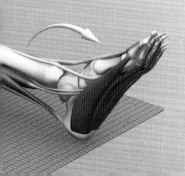

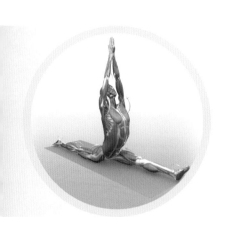

# 猴神哈努曼式準備動作

拿張椅子支撐上半身,接著,後腳髖關節伸展,前腳髖關節屈曲,擺出猴神哈努曼式大致的模樣。後腳的臀部用力,以收縮髖伸肌。嘗試舉起前腳,以收縮髖屈肌。一開始,雙膝先稍微彎曲,之後慢慢加深動作,讓身體緩緩進入體位。若能收縮所有創造這個姿勢的肌肉,我們便能用身體感官直接記憶體位動作,而非靠強記硬背。我們在前文已解釋過要怎麼用誘發式伸展維持猴神哈努曼式,詳細內容請參閱第14頁。

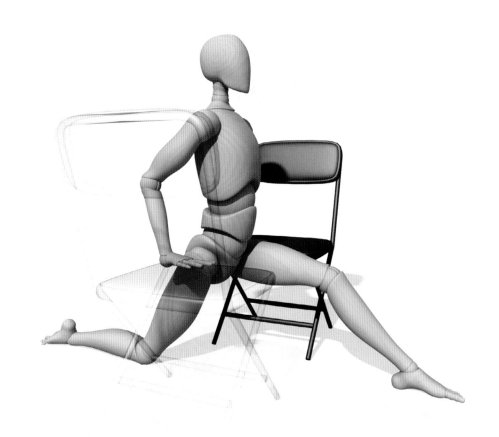

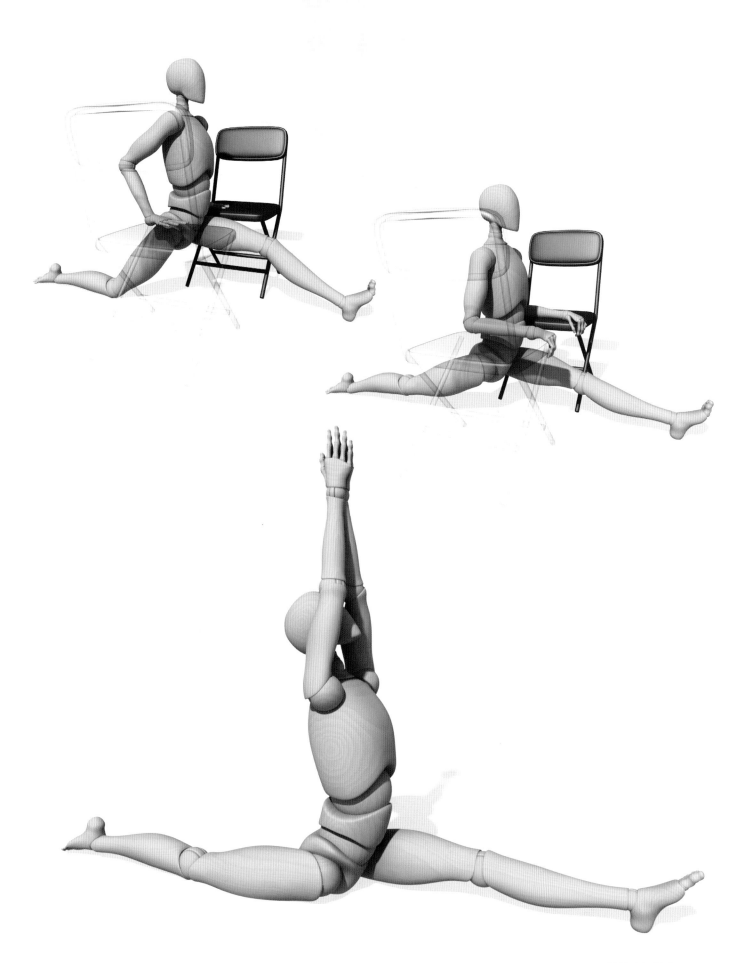

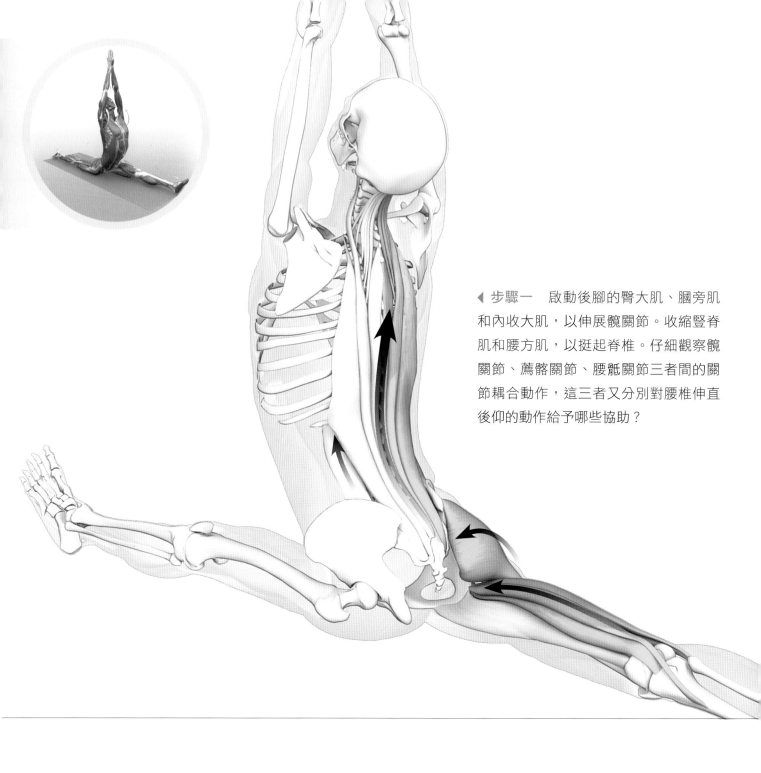

▶ 步驟一　啟動後腳的臀大肌、膕旁肌和內收大肌，以伸展髖關節。收縮豎脊肌和腰方肌，以挺起脊椎。仔細觀察髖關節、薦髂關節、腰骶關節三者間的關節耦合動作，這三者又分別對腰椎伸直後仰的動作給予哪些協助？

步驟二　由於臀大肌本身的構造會使股骨外旋，因此一旦收縮，便容易使得後腳外轉。此時，我們必須收縮臀中肌和闊筋膜張肌，抗衡股骨外旋的傾向。這個動作的訣竅是，後腳足背壓向瑜伽墊，並試著往一旁拖曳。足部實際上不會挪移，但往一旁拖的動作卻可收縮臀中肌和闊筋膜張肌，並內旋髖關節和後腿。啟動股四頭肌，以打直後腳膝關節。由於股四頭肌中的股直肌橫跨髖關節，因此一收縮，便會造成骨盆前傾，此外，這個動作會協同位在髖關節另一側的腰肌，又腰肌盤繞著骨盆前側，所以也會使骨盆前傾。骨盆一旦前傾，前髂股

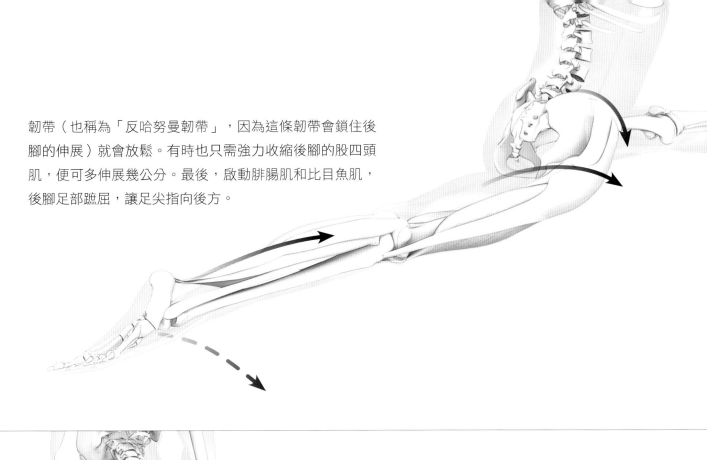

韌帶（也稱為「反哈努曼韌帶」，因為這條韌帶會鎖住後腳的伸展）就會放鬆。有時也只需強力收縮後腳的股四頭肌，便可多伸展幾公分。最後，啟動腓腸肌和比目魚肌，後腳足部蹠屈，讓足尖指向後方。

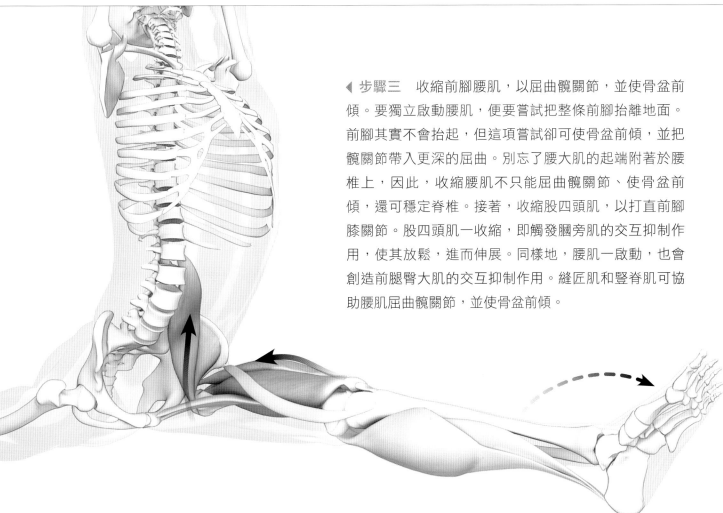

◀ **步驟三**　收縮前腳腰肌，以屈曲髖關節，並使骨盆前傾。要獨立啟動腰肌，便要嘗試把整條前腳抬離地面。前腳其實不會抬起，但這項嘗試卻可使骨盆前傾，並把髖關節帶入更深的屈曲。別忘了腰大肌的起端附著於腰椎上，因此，收縮腰肌不只能屈曲髖關節、使骨盆前傾，還可穩定脊椎。接著，收縮股四頭肌，以打直前腳膝關節。股四頭肌一收縮，即觸發膕旁肌的交互抑制作用，使其放鬆，進而伸展。同樣地，腰肌一啟動，也會創造前腿臀大肌的交互抑制作用。縫匠肌和豎脊肌可協助腰肌屈曲髖關節，並使骨盆前傾。

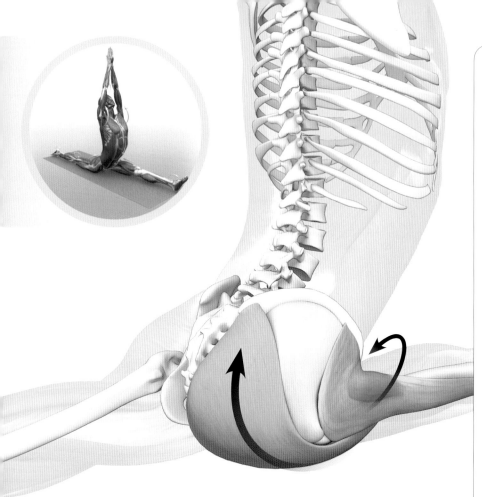

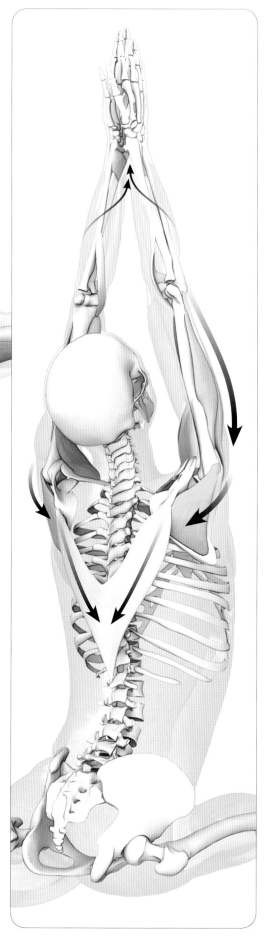

▲ 步驟四　練習猴神哈努曼式時，很容易因前腳臀大肌的伸展而拉扯到股骨，導致其外旋。這時，我們要啟動闊筋膜張肌，抗衡股骨外旋的情形，使膝蓋骨朝向正上方。啟動闊筋膜張肌的訣竅是，前腳足跟壓向瑜伽墊，並試著往一旁拖曳。由於足跟已固定在瑜伽墊，實際上不會挪移，但這項嘗試卻可收縮闊筋膜張肌的內旋組成，把大腿內轉。

▶ 步驟五　啟動前三角肌，以舉高雙臂。收縮棘下肌和小圓肌，外旋肩關節；收縮肱三頭肌，伸直肘關節。請注意，由於肱三頭肌的長頭（long head）附著於肩胛骨，因此你可以收縮這塊肌肉，使肩胛骨外旋。這個動作也會把肩峰突（acromion process）拉離肱骨，有助於雙臂向上與向後。一開始打直雙臂，從身體的正前方往上舉，但無需強力收縮肱三頭肌，只需感覺一下這個動作即可。你會發現舉到一半時，肩膀會碰到某個抗拒點，無法繼續上舉，這時，就要強力啟動肱三頭肌。你會發現，肱三頭肌一收縮，雙臂便能再向後移動3–5公分。

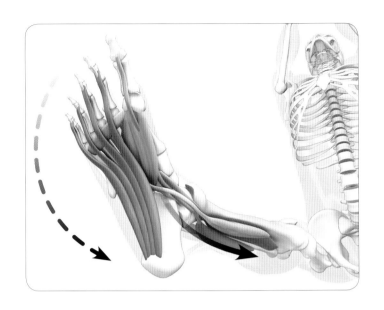

◀ **步驟六** 收縮腓腸肌／比目魚肌複合肌（圖中未顯示），蹠屈前腳踝關節。收縮腓骨長肌與腓骨短肌，外翻踝關節。接著，啟動脛後肌，形成一股內翻的力道，抗衡前一個外翻的動作。仔細觀察這一連串動作如何穩固踝關節，並活化足弓。

**總結** 練習猴神哈努曼式時，由於屈曲髖關節，並打直膝關節，故可強力伸展前腳膕旁肌。伸展前腳膕旁肌本來就是猴神哈努曼式的一大重點。屈曲髖關節時，也會伸展前腳臀肌。腰肌盤繞著骨盆前側，呈一弧狀，因此後腿髖關節做髖伸動作時，必定會伸展到腰肌。同時，恥骨肌、內收長肌和內收短肌也處於伸展狀態。此外，股直肌橫跨髖關節，所以這個姿勢時也會拉長並離心收縮股直肌，進而打直膝關節。最後，挺起胸膛和背部，可伸展腹直肌和腹橫肌。

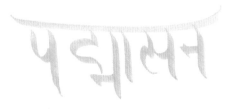

# PADMASANA
## 蓮花坐式（雙盤）

蓮花坐式是進階的開髖體位，是簡易坐式的延續。兩邊髖關節的動作皆是屈曲、外展、外旋。雙足置於兩條大腿上，鎖印則在小腿交叉處形成。

髖關節必須夠開，才可在安全無虞的情況下完成蓮花坐式（特別是外旋的動作）。這也意味著，內旋髖關節的肌肉必須徹底拉開。相反地，如果內旋肌收得太緊，很容易導致膝關節受傷，因為內旋的力道會傳遞到膝關節，而膝關節屬於屈成關節，無法承受過多內外旋的力量。髖關節則不然，其所屬的球窩關節先天便是用於旋轉。因此，我們必須拉長闊筋膜張肌和臀中肌（內旋肌），把旋轉的力道導引至髖關節。

千萬不要強行將雙足拗進蓮花坐式，否則膝關節很容易受傷。寧可先花些時間鍛鍊柔軟度。

| 重要關節擺位 | |
| --- | --- |
| • 髖關節屈曲、外展、外旋 | • 軀幹挺直 |
| • 膝關節屈曲 | • 肩膀屈曲、外旋 |
| • 踝關節蹠屈 | • 肘關節屈曲 |
| • 足外翻 | |

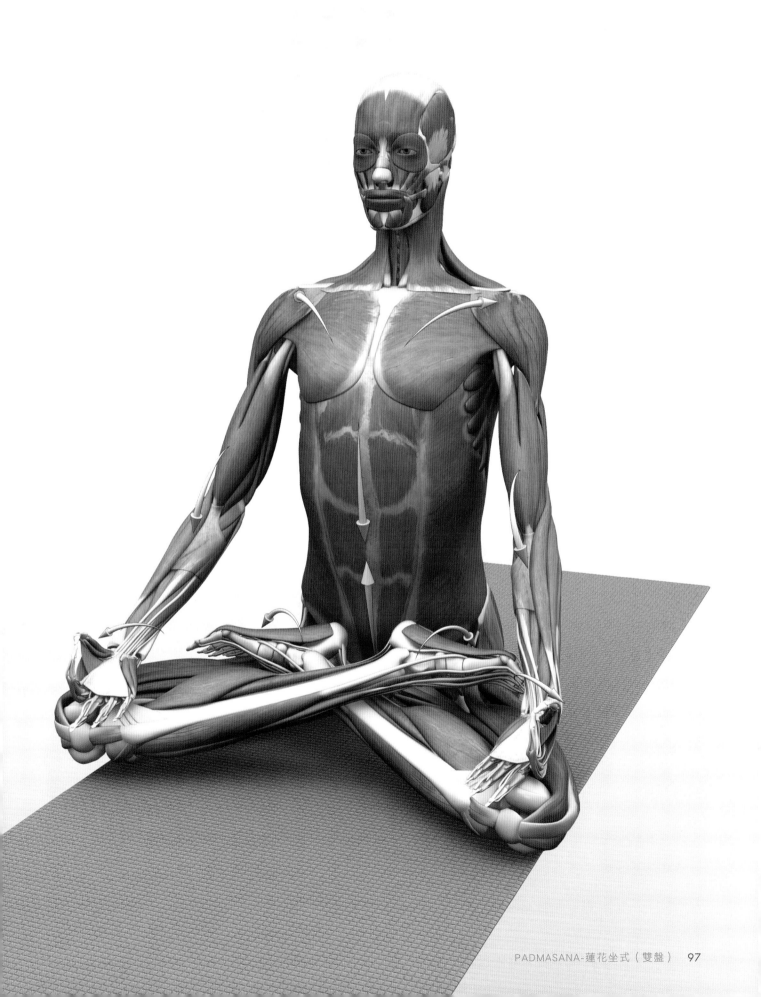

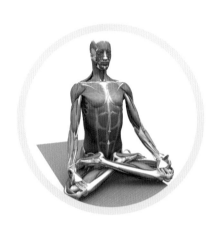

# 蓮花坐式（雙盤）準備動作

先練習下圖的動作，拉長髖關節內旋肌。雙臂環抱小腿，前臂和肘關節要撐住膝關節，避免膝關節受傷。兩邊髖關節內旋肌都要預做這個伸展，接著，一隻腳先做出半蓮花式（單盤）的動作。在此停留一會兒，再離開半蓮花式。之後練習手杖式，把膝關節伸展出去。另外，也可加個半魚王式，進一步拉長內旋肌。

等兩邊髖關節夠開、夠柔軟，再如右頁圖所示，把另一隻腳輕輕放在大腿上。足背皆勾在大腿靠近髖關節的頂端處。練習完成時，手要扶著膝關節解開動作，之後再伸直雙腿，練習手杖式。

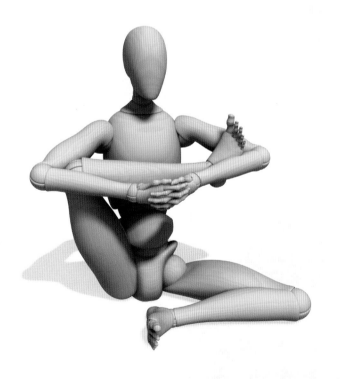

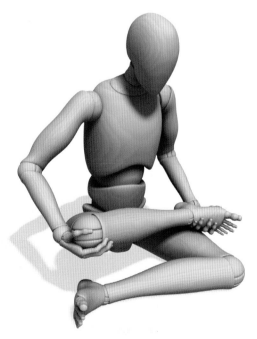

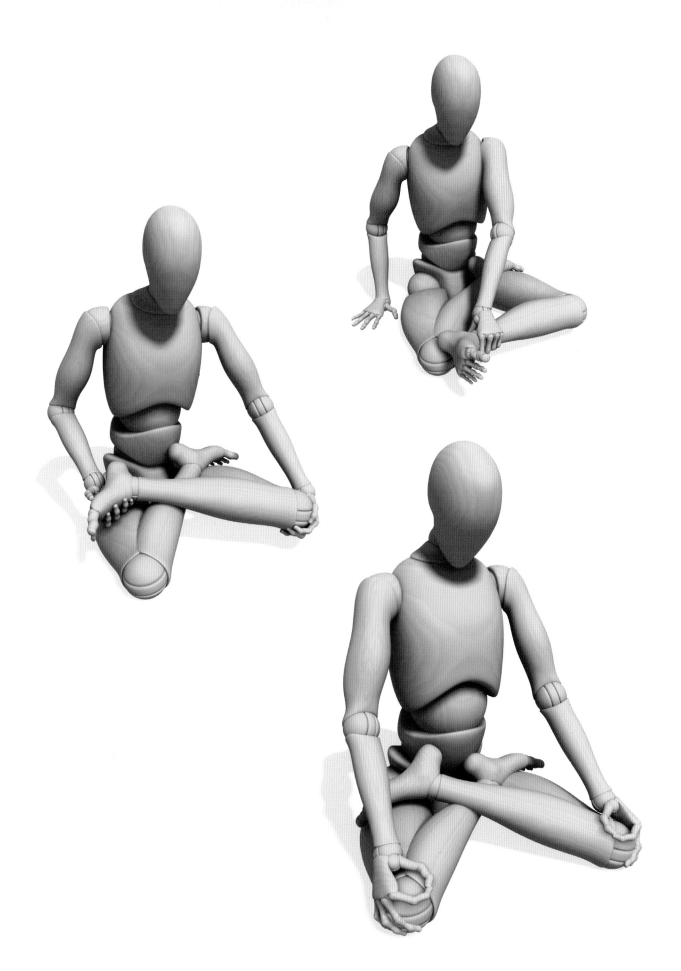

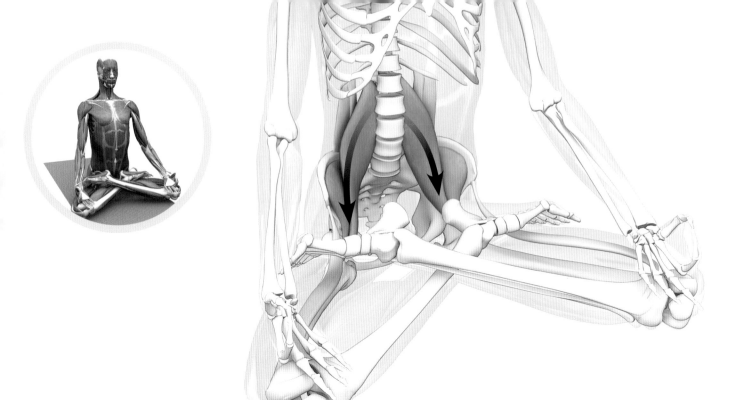

▲ 步驟一　收縮腰肌，以屈曲髖關節。收縮腰肌的訣竅是，雙掌下壓膝關節同時，膝關節也要抵住手掌往上反推。這樣就會有啟動腰肌的感覺。在理想狀態下，膝蓋處於髖外展的位置，所以腰肌收縮的動作屬於閉鎖式運動鏈收縮（也就是説，移動的是位於骨盆和腰椎的起端，而不是位於股骨的止端）。腰肌一收縮，便會導致骨盆前傾，並拉長和挺直腰椎。縫匠肌（始於髂前上棘，一路延伸到膝關節內側）也會協助腰肌，使骨盆前傾，並有助於髖關節外展、外旋。

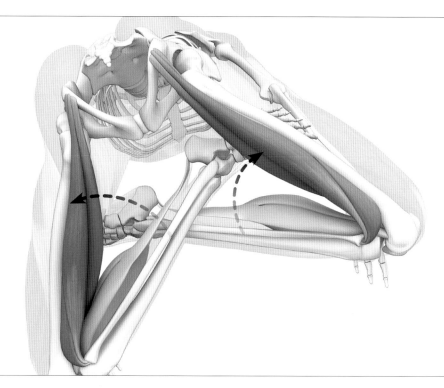

◀ 步驟二　練習蓮花坐式時，要收縮膕旁肌。膕旁肌（和股四頭肌）是膝關節的肌肉穩定器。練習像蓮花坐式這樣的體位時，若能啟動膕旁肌，便可輔助維持關節面的密合度，如此一來，膝關節也能保有良好的屈伸品質，防止軟骨和韌帶受傷。此外，將蹠球往前壓也可固定膝關節，因為這個動作會啟動腓腸肌，而腓腸肌一大特色就是橫跨膝關節，所以一收縮，也可發揮肌肉穩定器的功能。

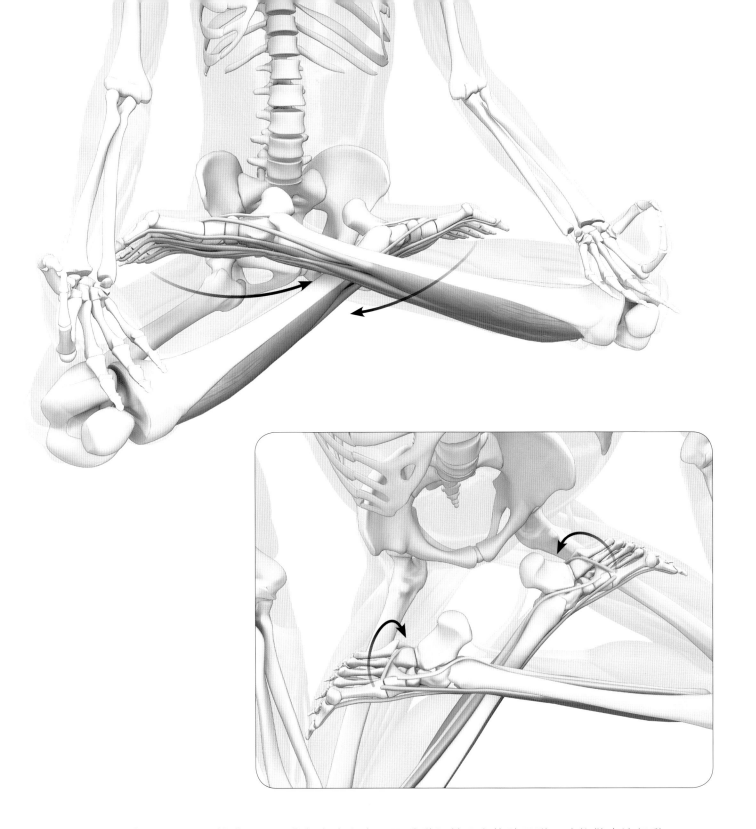

步驟三　踝關節背屈，足背勾在大腿上。要啟動脛前肌和伸趾肌群，才能做出這個動作。接著，收縮小腿側面的腓骨長肌和腓骨短肌，並稍稍外翻踝關節。這個動作可避免踝關節外側的韌帶過度伸展。再來，為了平衡外翻的動作，要啟動脛後肌，以形成一股輕微的內翻力道。仔細體會前述肌肉結合起來後如何活化足底縱向足弓，如上圖所示。最後換另一隻腳，重複以上動作。

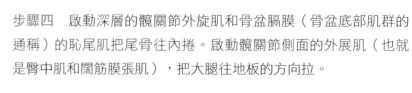

步驟四　啟動深層的髖關節外旋肌和骨盆膈膜（骨盆底部肌群的通稱）的恥尾肌把尾骨往內捲。啟動髖關節側面的外展肌（也就是臀中肌和闊筋膜張肌），把大腿往地板的方向拉。

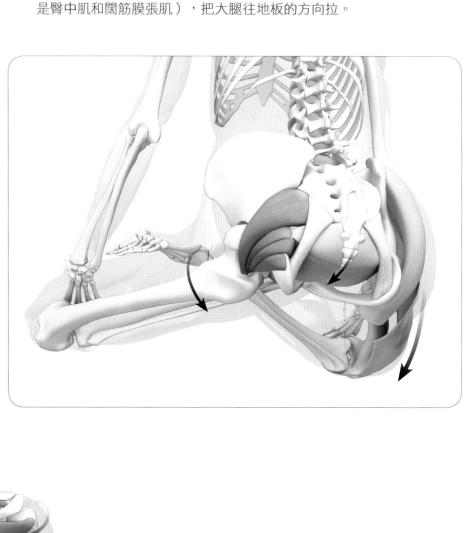

◀ 步驟五　收縮旋轉肌群的棘下肌和小圓肌，以外旋肩關節。後三角肌（圖中未顯示）是這個動作的協同肌。雙掌下壓膝關節並外旋，以啟動這些肌肉（想像一下洗窗戶的動作）。

收縮下三分之一的斜方肌，使肩膀下拉，遠離頸部。接著，用菱形肌把兩塊肩胛骨往身體中線內收。肩膀維持這個姿勢，以備後續擴展胸腔的動作。

步驟六　肩胛骨往背部身體中線集中、固定，
接著，嘗試將肩關節往前繞轉。肩關節實際上
不會挪移，但繞轉的力道會收縮胸小肌，並提
起胸廓。收縮胸廓側面的前鋸肌，使胸腔向兩
側擴張。想像你正用雙手抵住門框往外推，體
會胸小肌和前鋸肌收縮的感覺。

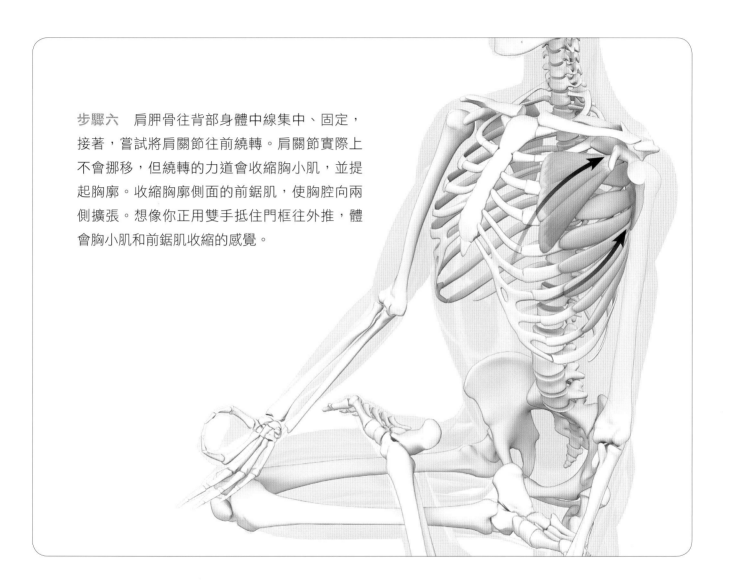

前彎體位
FORWARD BENDS

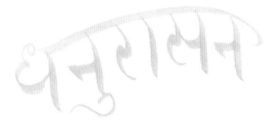

# DANDASANA
## 手杖式

我們可以視手杖式為坐姿版本的山式。手杖式堪稱所有坐姿體位的評估指標，因為每練習完一個坐姿體位，就會回到手杖式，以資評估前一個體位所帶來的身心變化。如同山式，練習手杖式時胸腔會向前提起、開展。髖關節屈曲成九十度，並微挺背。剛開始練習時，下背很容易駝背，骨盆後傾。這通常是髖關節周圍肌肉（含膕旁肌在內）太過緊繃所致，之所以如此，是因為膕旁肌的起端位於骨盆的坐骨粗隆上。如果膕旁肌太緊繃，就會拉扯到坐骨粗隆，造成骨盆往下收攏（後傾），且一旦這個情形發生，又會牽動到腰椎，導致腰椎後推成圓弧狀。從這個例子我們可以看出，股骨的動作會影響到骨盆，而骨盆姿勢的變化又會牽動到脊柱。利用練習其他體位來拉長膕旁肌後，你會發現，當你再次回到手杖式便更容易坐直，脊柱也能輕鬆保持在骨盆正上方。

### 重要關節擺位

- 髖關節屈曲
- 膝關節伸直
- 踝關節保持中立
- 足外翻
- 軀幹挺直

- 肩關節內收、外旋
- 肘關節打直
- 前臂旋前
- 腕關節伸展

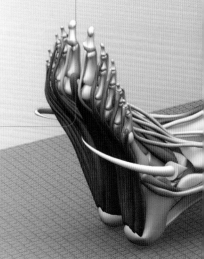

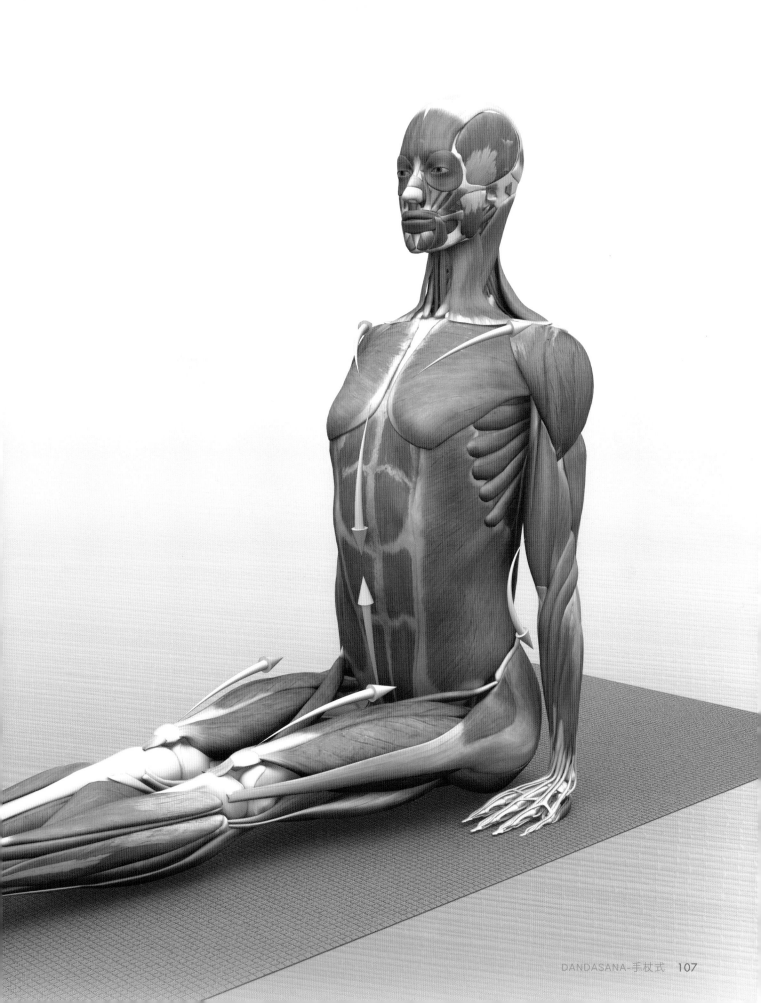

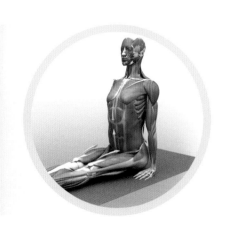

# 手杖式準備動作

練習手杖式時很容易駝背。你可以屈膝，放鬆膕旁肌，這個動作能讓你輕鬆地把背打直。接著，收縮腰椎周圍的肌肉，以支撐這個姿勢。再來，雙手下壓，挺起胸腔，並打直膝關節。如果你感覺背部肌肉緊繃，那麼在練習手杖式之前，先練習前彎動作，例如坐姿前彎式，預做準備。

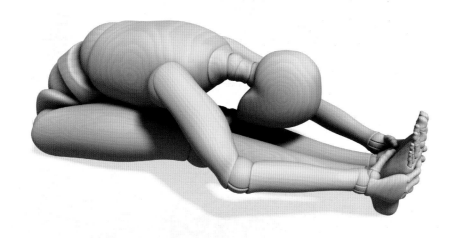

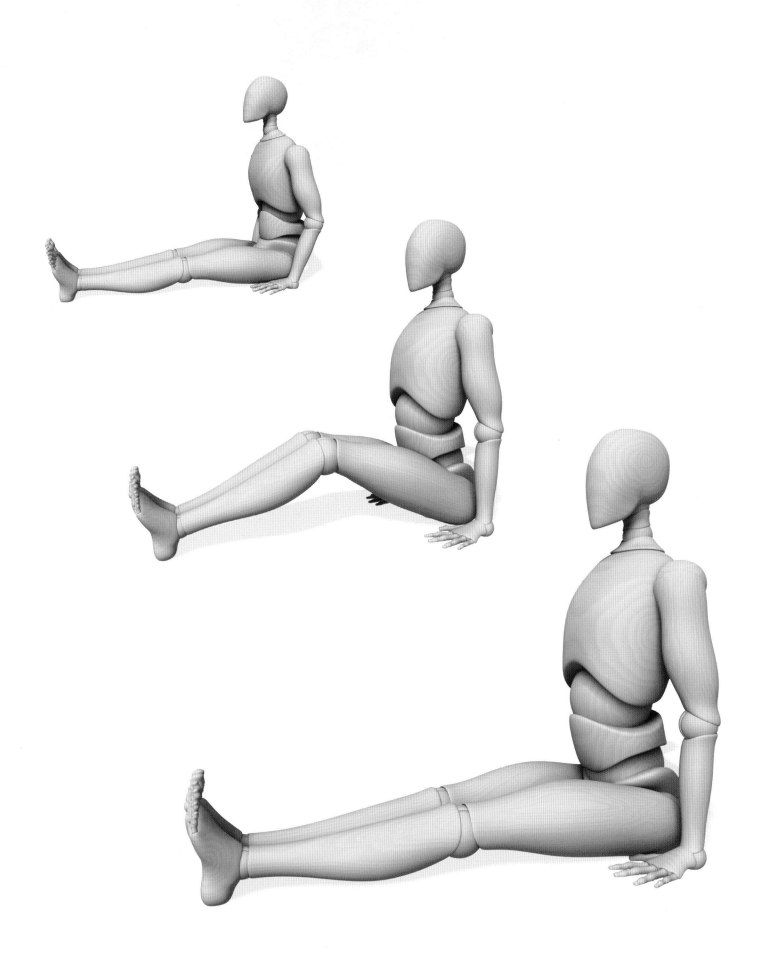

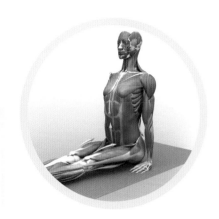

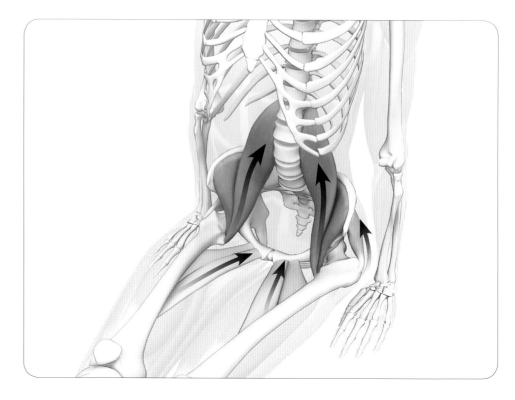

步驟一　收縮腰肌，以屈曲髖關節。收縮腰肌的訣竅是，雙手先按住大腿，並將雙腿併攏、夾緊，嘗試抬離地面。這個動作可以讓你感覺到腰肌收縮。腰大肌和腰方肌這兩塊肌肉包覆並支撐腰椎。腰大肌的主要功能是把腰椎往前拉，但兩塊肌肉間有條神經相連，所以只要腰大肌一有動作，腰方肌也會連帶產生相對應的協調動作。這兩塊肌肉於是同時受到激發，撐住腰椎。當腰椎前推向上拉長時，骨盆也會前傾。從骨盆前傾與股骨屈曲之間的關係，也應證鄰近關節之間會產生連動效應的理論。恥骨肌、內收長肌和內收短肌也會協同屈曲股骨，並讓雙腿併攏。

步驟二　收縮股四頭肌，打直膝關節。縫匠肌和股直肌橫跨髖關節，可協同股四頭肌打直膝關節。收縮闊筋膜張肌、臀小肌以及臀中肌前側纖維，可內旋大腿。調整雙腿旋轉的幅度，使膝蓋骨朝向正上方，而非偏向外側。收縮這些肌肉的訣竅是，雙腳足跟壓向瑜伽墊，並試著往兩旁拖曳。你會發現，這個動作能將大腿內轉。

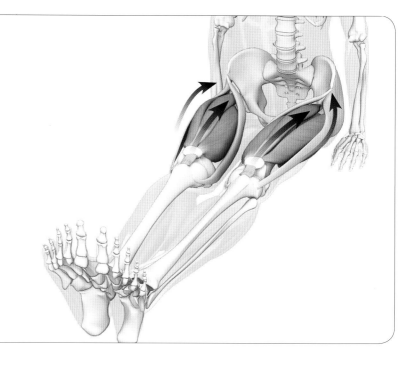

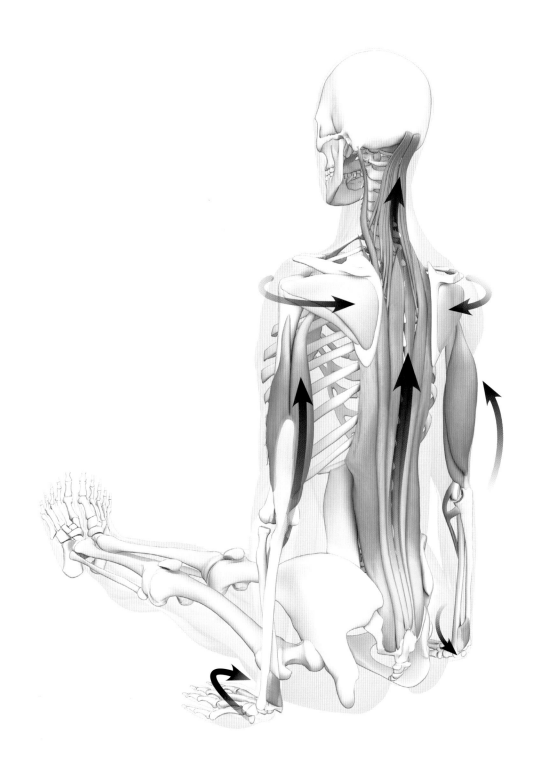

步驟三　練習手杖式時，挺起背部需要靠許多動作共同完成。豎脊肌和腰方肌直接作用於脊柱，使之挺立，因此，要稍微挺背，才能收縮這些肌肉。收縮肱三頭肌，雙手壓向地板，來打直肘關節。接著，外旋肩關節。這個動作會啟動旋轉肌群中的棘下肌和小圓肌。食指根部的指丘壓向地板，以收縮前臂的旋前圓肌和旋前方肌。前述手臂和肩膀的動作，都會協同背部肌肉，並間接幫助挺直脊椎。

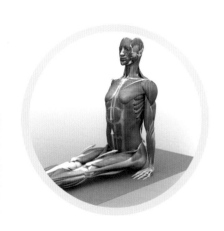

步驟四　挺胸朝上。這個動作必須靠幾塊肌肉（包含
闊背肌、後三角肌、菱形肌）共同達成。闊背肌的起
端沿著背部身體中線分布，從腰椎骨盆區域，一直到
胸廓中段；止端則位於肱骨上端。每當我們在做引體
向上[4]，便必須靠闊背肌來拉動肱骨，使肱骨由屈曲變
為伸展的姿勢。這個動作又稱為肌肉的開放式運動鏈
收縮，也就是說，移動的是位於肱骨上的肌肉止端，
肌肉起端則相對保持在固定位置。雙手固定在瑜伽墊
上，使雙臂（闊背肌的止端）無法移動。之後，當我
們嘗試把雙手向後推，闊背肌就會收縮，其肌肉起端
也會隨之移動，進而挺起背部、擴展胸腔。後三角肌
也會協同此一動作。最後還要收縮菱形肌，把兩塊肩
胛骨往身體中線拉。肩胛骨靠攏、穩定以後，我們準
備要進入下一個步驟。

———————————
4 譯注　即拉單槓。

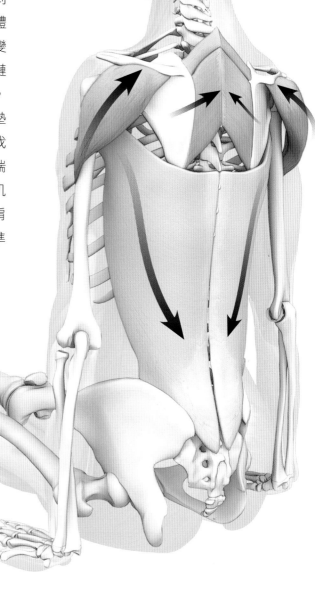

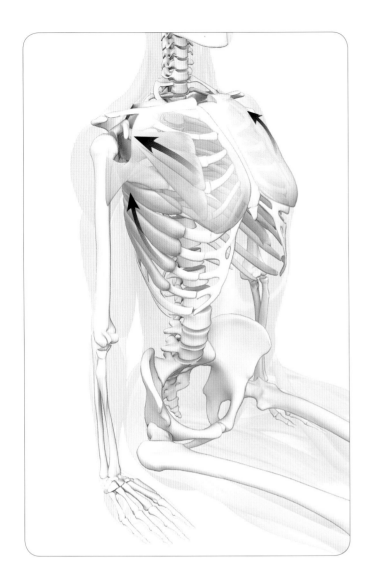

步驟五 收縮胸小肌，以提起並開展胸廓。但在這之前，必須先如步驟四啟動菱形肌，固定肩胛骨。保持兩塊肩胛骨往身體中線靠攏，接著，嘗試將肩關節往前繞轉。胸小肌的起端位於肩胛骨喙狀突上（喙狀突這塊骨頭，形似鳥喙，位在肩胛骨前側突起處），但由於肩胛骨受到菱形肌牽制，無法移動，所以胸小肌的起端保持固定。也因如此，胸小肌的收縮力道就傳遞至位於胸廓上的止端，進而提起並開展胸腔。類似的情形也發生在胸大肌。最後，收縮前鋸肌，使胸腔往兩側擴展。如同胸小肌，前鋸肌的起端因肩胛骨被固定在後背而無法拉動。所以，當我們收縮前鋸肌時，就會提起胸廓，擴展胸腔。

步驟六 收縮位在小腿外側的腓骨長肌和腓骨短肌，使足底外翻。啟動伸趾肌群，把腳趾往頭部的方向拉。這個動作會開始抬高足弓。接著，收縮脛後肌，進一步提高足弓，並穩定踝關節。脛後肌位於脛骨和腓骨之間，橫跨踝關節，止端止於中足內表面。想像脛後肌收縮，以內翻足部，抗衡腓骨肌外翻的動作。

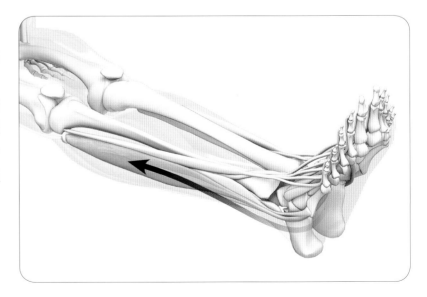

# JANU SIRSASANA
## 頭碰膝式

頭碰膝式的首要重點是背部運動鏈的非對稱伸展，包含伸直腿後側的肌肉及背部本身的伸展。次要重點則有二，一是屈膝腿的動作，另一是雙臂的動作，兩者皆有助於重點伸展的完成。將屈膝腿側的股骨屈曲、外展、外旋，使骨盆側面遠離伸直腿。雖然頭碰膝式的重點主要在伸直腿上，但還是要偶爾注意屈膝腿，仔細檢查所有形成屈膝腿髖關節和膝關節動作的肌肉。若能收縮這些肌肉，這個姿勢將更顯活力。雙手握住伸直腿足部，以銜接肩胛帶和骨盆帶，讓伸展的力道從背部傳遞至伸直腿。屈膝腿的動作必須跟同側手臂動作有所連結。例如，當屈膝腿膝關節向後拉時，就要加深同側肘關節的屈曲。兩個不同方向的運動同時進行就會形成兩股抗衡的力量。這個觀念其實在《瑜伽墊上解剖書：流瑜伽及站姿體位》中介紹戰士式時便已看過，也就是後腳固定住，身體前側卻向前挺。仔細觀察屈膝腿膝關節向後移動時，對軀幹屈曲造成的影響。請注意，軀幹屈曲時，背部的肌肉與韌帶會牽動骨盆，使骨盆前傾。同樣地，股骨屈曲時，骨盆也會前傾。因此，軀幹和髖關節會一同作用影響伸直腿的膕旁肌。反之，膕旁肌也會牽動坐骨粗隆，連帶影響骨盆傾斜的方向。當膕旁肌的長度增加，腰椎屈曲的幅度就會減少，骨盆前傾的幅度則加深。

你會發現，屈膝腿側的軀幹比伸直腿側的軀幹來得長，因此，為了平衡軀幹兩側的長度，屈膝腿肘關節必須屈曲，以拉長伸直腿側的軀幹。

### 重要關節擺位

- 伸直腿髖關節屈曲
- 伸直腿膝關節伸直
- 伸直腿踝關節蹠屈
- 伸直腿足外翻
- 屈膝腿髖關節屈曲、外展、外旋

- 軀幹屈曲
- 肩關節屈曲、外展、外旋
- 肘關節屈曲
- 前臂旋前
- 腕關節伸展

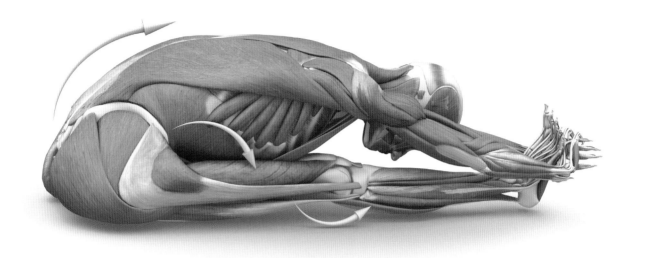

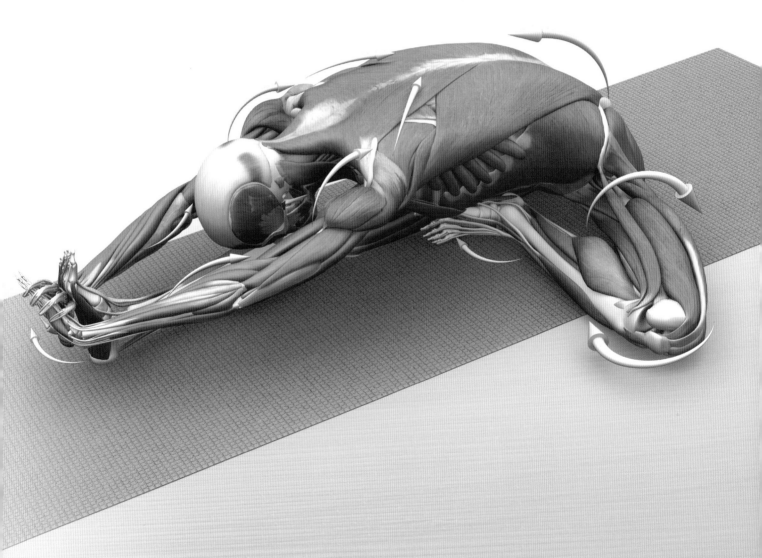

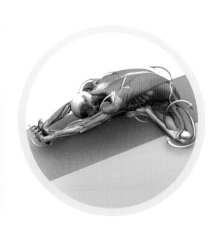

# 頭碰膝式準備動作

背部運動鏈串連起身體後側的肌肉、肌腱和韌帶。當一處肌肉緊繃，會連帶影響其他肌肉塑造的關節擺位。例如，下背如果緊繃，就很難打直膝關節；膕旁肌緊繃，也會有礙於軀幹屈曲。先找出柔軟度不足的部位，再就這些部位來調整練習的姿勢。之後，利用誘發式伸展，來拉長那些限制住身體動作的肌肉。

先將伸直腿的膝關節彎曲，再將雙手抓住腳，若抓不到可使用瑜伽繩來輔助。等到肌肉拉長了（慢慢來，花多久時間都無妨），再打直膝關節。利用生理反射拉長肌肉，增加關節的可動性。在自己的極限之內練習，不要強迫身體進步。用抱腿搖籃伸展式來伸展臀肌和闊筋膜張肌，創造肌肉的長度，以利股骨外旋。

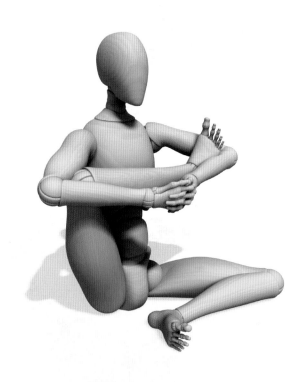

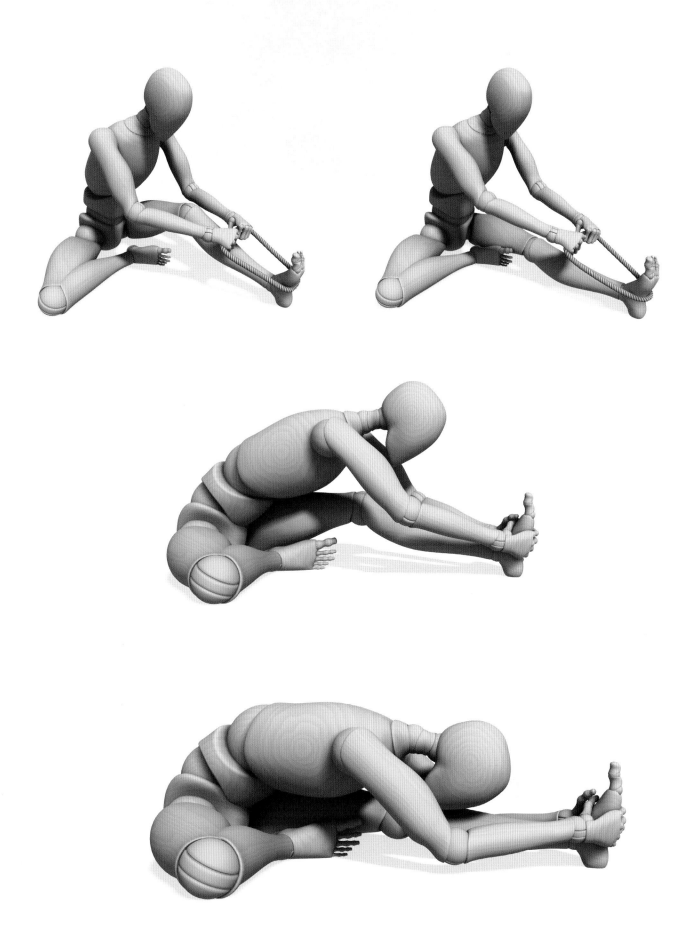

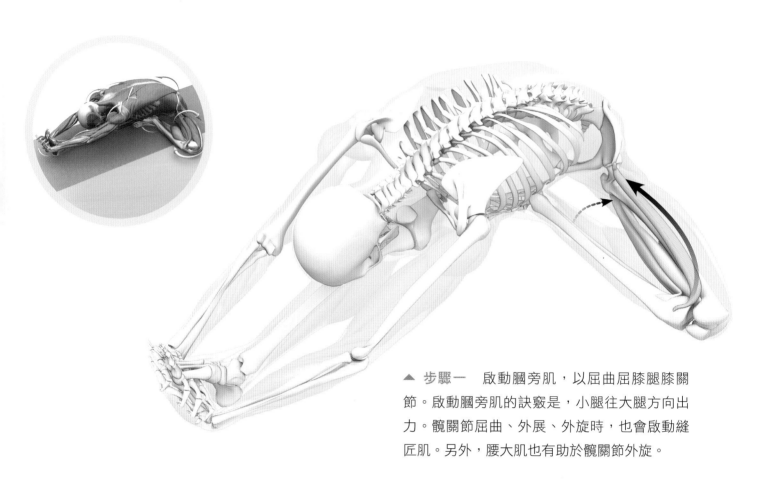

▲ 步驟一　啟動膕旁肌，以屈曲屈膝腿膝關節。啟動膕旁肌的訣竅是，小腿往大腿方向出力。髖關節屈曲、外展、外旋時，也會啟動縫匠肌。另外，腰大肌也有助於髖關節外旋。

▶ 步驟二　練習頭碰膝式時，臀肌與闊筋膜張肌要一起出力。臀肌用力，以收縮臀大肌。這個動作會使髖關節做外旋及髖伸動作，並把屈膝腿膝關節向後、向下拉。關節面要保持密合，尤其是膝關節。請記住，我們要外旋的是髖關節，而不是膝關節，因為膝關節屬於屈戌關節，只適合做屈膝和伸膝的動作。外旋髖關節時，大小腿是一體的，必須一起外旋。啟動臀中肌和闊筋膜張肌，讓大腿外展到身體側面，並把膝關節向後、向下拉。

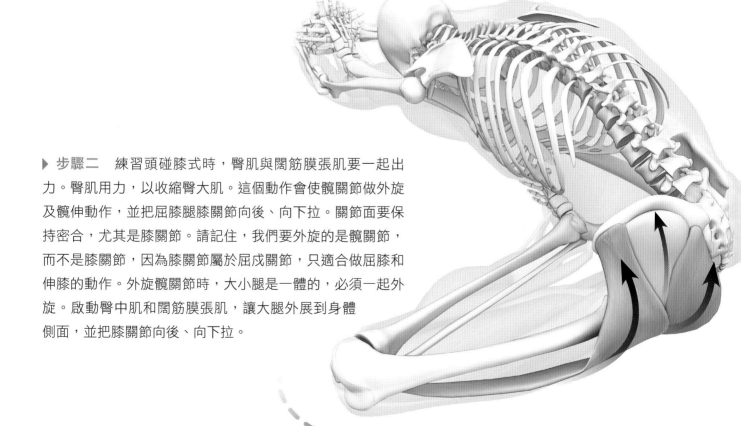

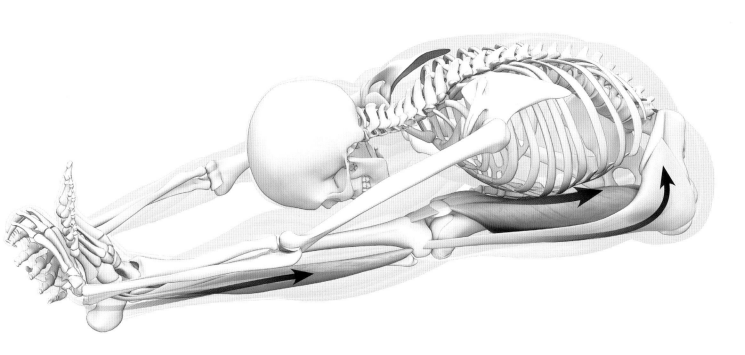

▲ 步驟三　收縮股四頭肌，以打直膝關節。啟動闊筋膜張肌有助於穩定膝關節外側，並輔助髖屈動作。請注意主動收縮股四頭肌時（膕旁肌的拮抗肌），膕旁肌是如何放鬆與伸展，仔細感覺其差異。收縮小腿外側的腓骨長肌與腓骨短肌，使足部往外轉，開展足底。

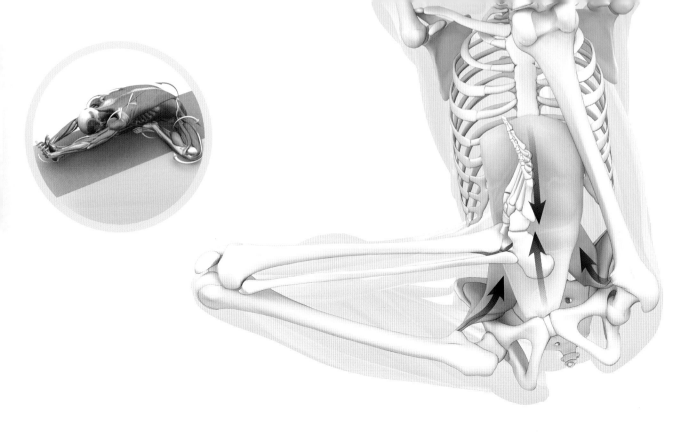

▲ **步驟四** 軀幹往大腿方向下壓，以收縮腰肌。啟動腹肌，使屈膝腿側的軀幹屈曲並轉動。仔細感覺啟動腹肌時，下背肌肉（連同腰方肌在內）伸展程度出現的變化。這就是交互抑制作用的影響。請注意，股骨屈曲時，骨盆會前傾。這就是典型的髖關節連帶運動。將這個現象與屈曲、外展、外旋屈膝腿髖關節時，骨盆向後、向下傾斜的情形相比較。一側骨盆前傾，另一側骨盆後傾，結果就在薦髂韌帶上產生「扭轉」效果，並於整個部位創造出穩定的鎖印。

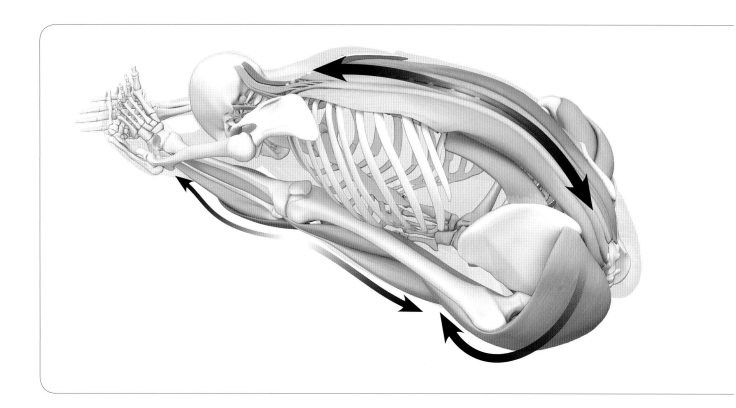

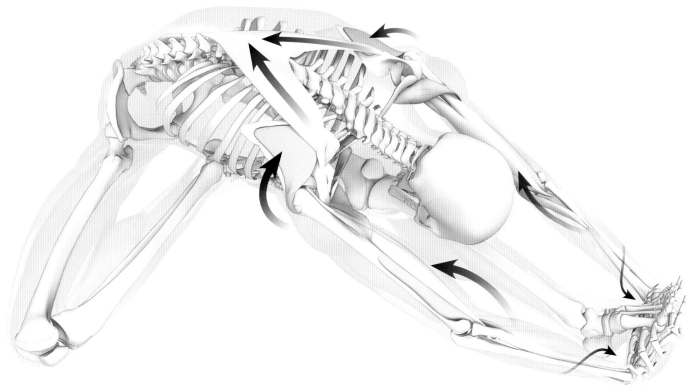

▲ **步驟五** 連結上下肢，這樣，你就可以用手臂的力量來伸
展背部和小腿的肌肉。收縮肱二頭肌和肱肌，以屈曲肘關節，讓身體更靠向大腿。屈膝腿肘關節屈曲
時，力道要再強勁一點，以將屈膝腿側的軀幹往伸直腿拉，伸展身體的側面。如果你正握住足部，如
上圖所示，就把雙手食指根部的指丘向前壓，使前臂旋前。收縮棘下肌與小圓肌，以外旋肩關節。雙
手固定於足部，並試著上抬手臂。這個動作會收縮前三角肌，將軀幹下壓得更深。最後，收縮下斜方
肌，使肩膀下拉，遠離耳朵。

◀ **總結** 前述所有動作，創造出頭碰膝式特有的伸展方式。這個姿勢讓整條背
後運動鏈伸展開來，包含豎脊肌、腰方肌、臀大肌、膕旁肌，以及腓腸肌／比
目魚複合肌。屈膝腿的股四頭肌也會伸展，而屈膝腿側的背部肌肉，也比伸直
腿側伸展得更深。

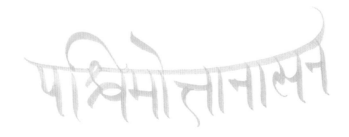

# PASCHIMOTTANASANA
## 坐姿前彎式

坐姿前彎式的首要重點是對稱伸展身體後側的肌肉,尤其是膕旁肌。仔細觀察這個體位與非對稱體位(如頭碰膝式)之間的差異。

所有動作都從骨盆開始。以頭碰膝式為例,伸直腿的骨盆向前向外傾斜,兩側髖關節一前一後成斜對角。屈膝腿側的髖關節,從骨盆向外移動並向後帶,遠離身體同時還要外旋。骨盆這樣的排列位置會影響到脊椎的曲線,連帶肩關節和其他部位的姿勢也會受到影響。

反觀坐姿前彎式,骨盆的位置必須保持中立,兩側髖關節相對而言也相互平行。練習坐姿前彎式時,身體前彎,同時屈曲軀幹和髖關節。接著,打直膝關節,雙手握住雙足,以連結上肢附肢骨骼與下肢附肢骨骼。肩胛帶和骨盆帶則靠脊柱銜接,因此,若能有效協調肩關節和髖關節的動作,就能影響到脊椎和背部,進而牽動骨盆的姿勢。這就是典型的三角交叉檢視法,也就是說,兩個點(此例中為肩胛帶和骨盆帶)不但會影響到第三個點(此例中為脊柱),也會受到第三個點所影響。軀幹一屈曲,背部的肌肉、肌腱、韌帶便會把骨盆向上拉抬,致使骨盆前傾。這個動作也會把位於坐骨粗隆上的膕旁肌起端,向上、向後帶,進而伸展。

### 重要關節擺位

- 髖關節屈曲
- 膝關節伸直
- 踝關節蹠屈
- 足外翻
- 軀幹屈曲

- 肩關節屈曲、外展、外旋
- 肘關節屈曲
- 前臂旋前
- 腕關節伸展

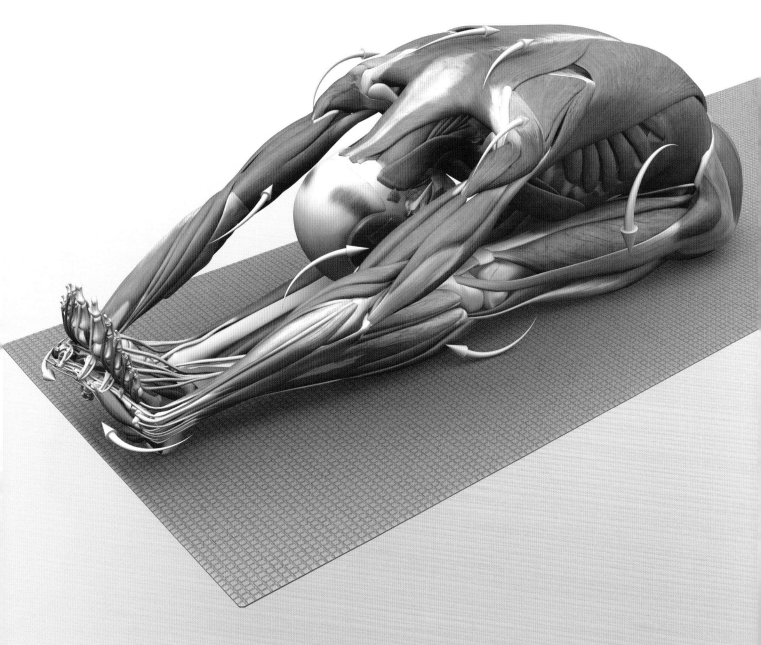

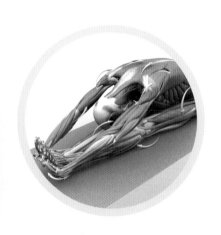

# 坐姿前彎式準備動作

練習時，如果感覺膕旁肌或背部肌肉緊繃，盡管使用瑜伽繩。一開始先屈膝，接著啟動股四頭肌，以打直膝關節，並屈曲肘關節，把軀幹拉向大腿。收縮內收肌群，夾緊大腿，足部側面再稍微外轉，開展足底。等身體柔軟度變好，便伸手握住小腿或足部，這時，肘關節要屈曲多一點，加深上半身前彎的幅度。進入坐姿前彎式前，可先練習站姿前彎式，從不同方向伸展膕旁肌和背部肌肉。這個動作主要借助重力，如此一來，你就可以用上半身的重量伸展背部運動鏈，並增加骨盆前傾的幅度，以伸展膕旁肌。

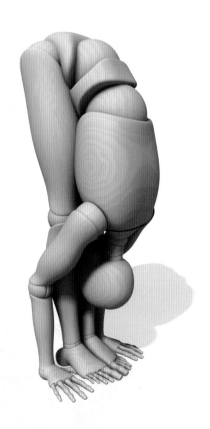

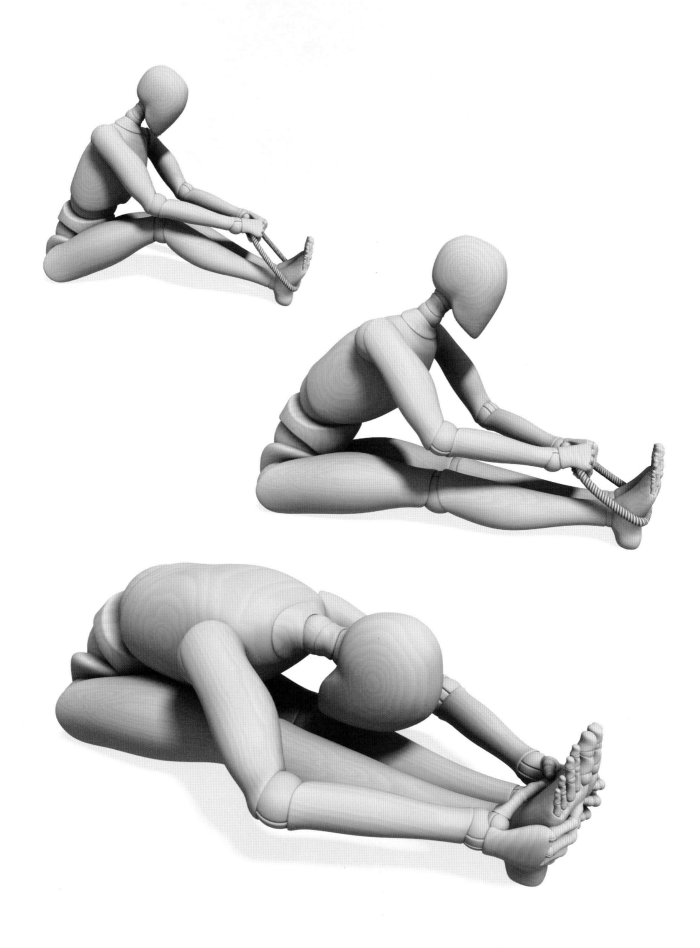

PASCHIMOTTANASANA-坐姿前彎式　125

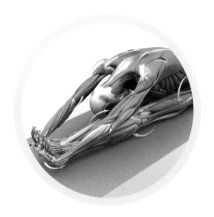

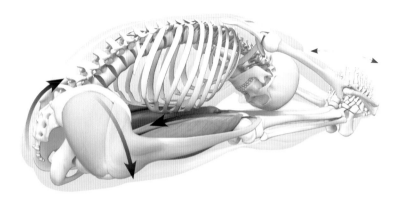

步驟一　收縮股四頭肌，以打直膝關節，並創造膕旁肌的交互抑制作用。股直肌和闊筋膜張肌橫跨髖關節，因此協同股四頭肌伸直膝關節時，也有助於屈曲股骨。股骨屈曲時，骨盆會前傾。將雙足側面分別壓向雙手，以收縮臀中肌和闊筋膜張肌。兩塊肌肉收縮的力道，可輔助薦髂關節放鬆，並使脊椎屈曲得更深。這就是典型的薦骨前傾（nutation of the sacrum）。你也可以想像臀小肌協同屈曲髖關節。

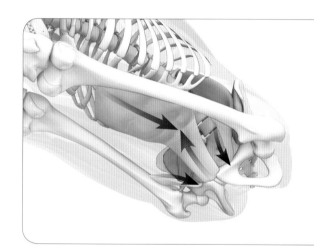

◀ 步驟二　將肚臍往腰椎方向縮，屈曲軀幹，以收縮腹肌。這個動作會創造背部肌肉的交互抑制作用，使背肌放鬆，進而伸展，此外也會帶動胸腰筋膜來拉長軀幹。啟動腰肌，以屈曲股骨，把軀幹拉向大腿。腰肌盤繞著骨盆前側，一收縮便會導致骨盆前傾，腹直肌則附著於恥骨聯合（pubic symphysis）上，會使骨盆後傾。因此，同時啟動腹直肌和腰肌，便會因為兩個動作的方向相反，進而穩定骨盆。

▶ 步驟三　啟動肱二頭肌和肱肌，以彎曲肘關節，並把軀幹更往大腿方向拉。如果你要反手環繞足部，如右圖所示，那麼就收縮旋前圓肌和旋前方肌，以外翻手掌，使掌心外轉。另一方面，如果雙手是握住足部側面，且掌心面向軀幹，那麼就收縮前臂的旋後肌，使掌心好像要往上翻一般。雙手固定於雙足，並嘗試將雙臂往上直舉。你會發現，上舉的動作會啟動前三角肌，把軀幹帶入更深的屈曲。另外，避免肘關節下垂，臂骨和地面要保持平行，並用棘下肌和小圓肌外旋肩關節。啟動下斜方肌，使肩膀遠離耳朵。這些動作都會拉長整條身體後側的背部運動鏈。

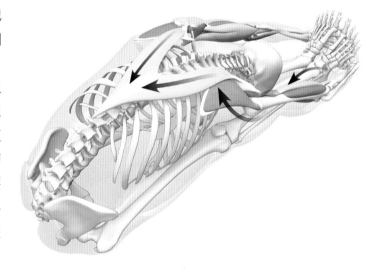

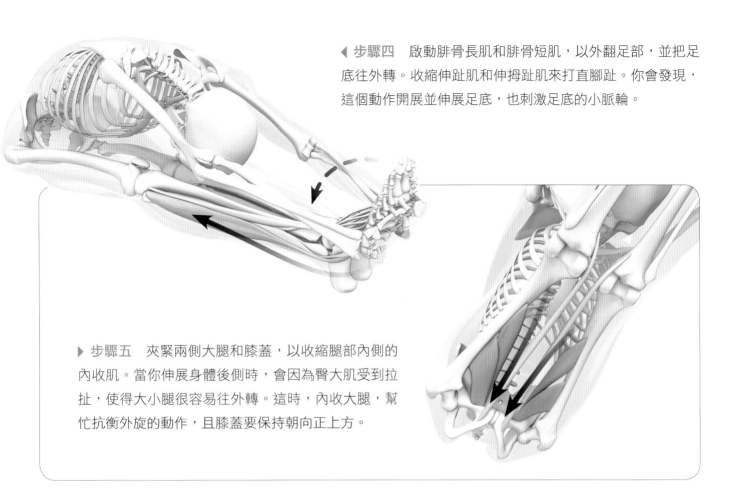

◀ **步驟四** 啟動腓骨長肌和腓骨短肌,以外翻足部,並把足底往外轉。收縮伸趾肌和伸拇趾肌來打直腳趾。你會發現,這個動作開展並伸展足底,也刺激足底的小脈輪。

▶ **步驟五** 夾緊兩側大腿和膝蓋,以收縮腿部內側的內收肌。當你伸展身體後側時,會因為臀大肌受到拉扯,使得大小腿很容易往外轉。這時,內收大腿,幫忙抗衡外旋的動作,且膝蓋要保持朝向正上方。

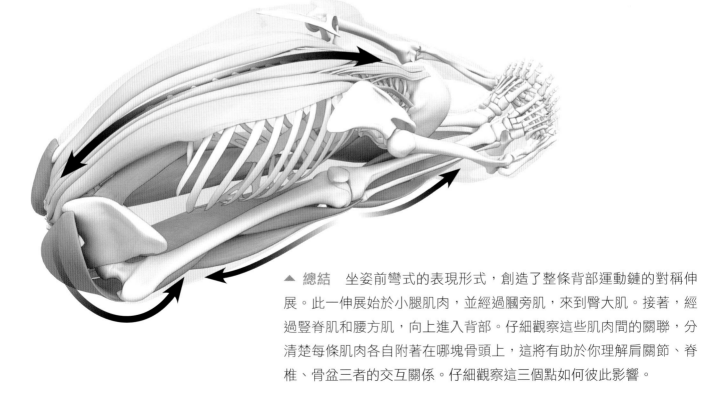

▲ **總結** 坐姿前彎式的表現形式,創造了整條背部運動鏈的對稱伸展。此一伸展始於小腿肌肉,並經過膕旁肌,來到臀大肌。接著,經過豎脊肌和腰方肌,向上進入背部。仔細觀察這些肌肉間的關聯,分清楚每條肌肉各自附著在哪塊骨頭上,這將有助於你理解肩關節、脊椎、骨盆三者的交互關係。仔細觀察這三個點如何彼此影響。

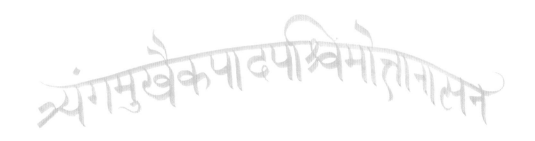

# TRIANG MUKHAIKAPADA PASCHIMOTTANASANA
## 單腿跪伸展式

練習單腿跪伸展式時，你會感覺有點彆扭，且身體難以保持平衡。一條腿膝關節屈曲，緊貼著身體，另一條腿則向前伸展。這種情況下，身體無可避免會往伸直腿傾斜。古人怎麼會發明出這種體位呢？！

單腿跪伸展式的首要重點是身體後側的伸展，包含伸直腿後側。然而，要達到重點伸展，需要不少前置準備。練習單腿跪伸展式時，我們必須先保持骨盆平衡，才可能再談身體後側的伸展。任何情況下，光要保持身體平衡，就已經十分吃力了，因此，我們必須在伸直腿側的臀部下墊塊輔具，例如瑜伽磚或毯子。不過，輔助工具跟瑜伽老師一樣，只是協助你通往自主練習的橋樑。例如，在伸直腿側的臀部下放塊支撐物，把全身重量與身體重心推移至屈膝腿後，便必須主動去分析如何只靠生物力學和肌肉的動作，來形成輔具所提供的支撐。首先，收縮屈膝腿的髖屈肌和膝屈肌，把軀幹往屈膝腿側拉，接著，收縮伸直腿的外展肌來協助前一個動作，把身體推向身體中線。收縮外展肌的訣竅是，將伸直腿的足跟固定在瑜伽墊，並嘗試「推」向一旁。足跟由於固定在瑜伽墊上，實際上不會挪移，但「推」的力道卻會把身體推回身體中線，而非往伸直腿傾斜。一旦你能在這姿勢保持平衡，便夾緊雙膝，前彎。

### 重要關節擺位

- 髖關節屈曲
- 伸直腿膝關節打直
- 踝關節蹠屈
- 足外翻
- 屈膝腿膝關節屈曲

- 軀幹屈曲
- 肩關節屈曲、外展、外旋
- 肘關節屈曲
- 前臂旋後
- 腕關節屈曲

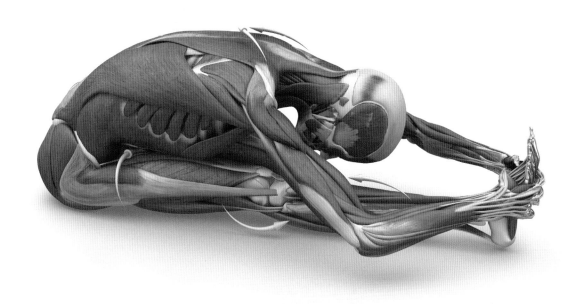

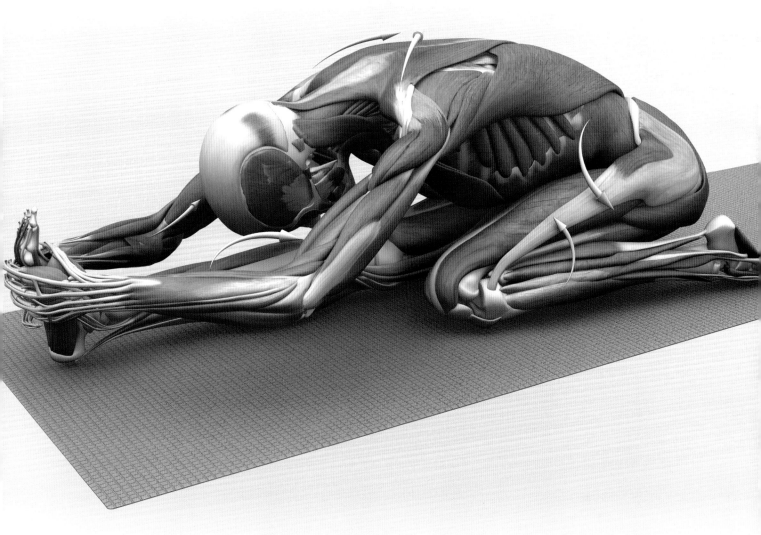

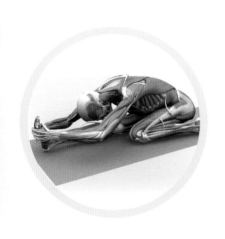

# 單腿跪伸展式準備動作

如下圖所示,用瑜伽繩連結雙手和足部,且伸直腿膝關節保持微彎。另一側完全屈曲成跪姿的膝關節則要多加小心注意。需要的話,可以坐在瑜伽磚或毯子上,減少關節的屈曲程度。如果膝關節感到疼痛不適,就不要練習這個姿勢。啟動伸直腿的股四頭肌,將身體往前拉。等身體柔軟度變好,瑜伽繩就可以放到一旁,直接用雙手握住足部。接著,打直膝關節,將軀幹下壓得更深。練習完時,記得要撐住身體:先彎曲伸直腿,讓身體倒向伸直腿側,再慢慢解開屈膝腿的動作。

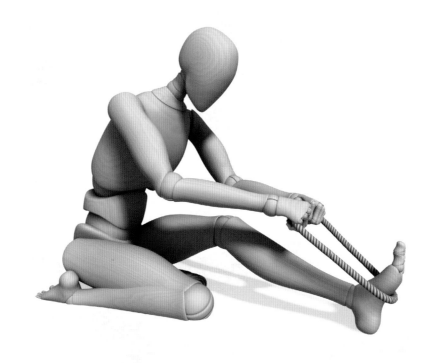

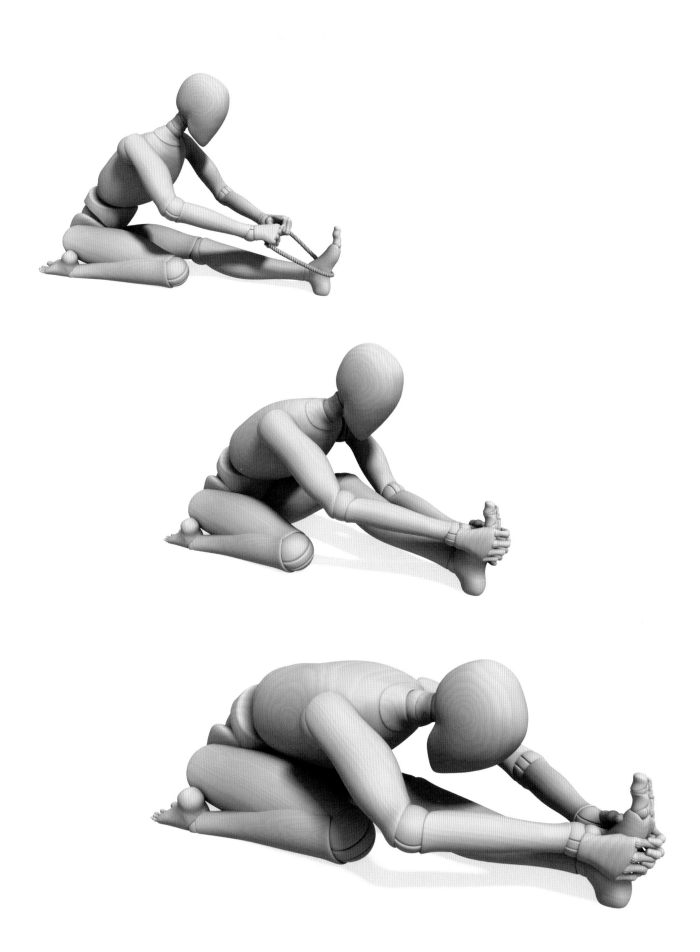

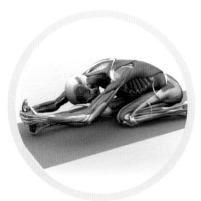

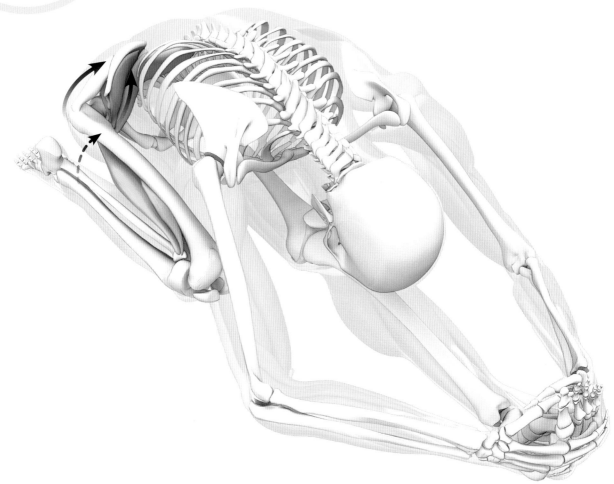

步驟一　收縮屈膝腿的膕旁肌，以屈曲膝關節。收縮膕旁肌訣竅是，小腿往大
腿靠攏。此外，收縮膕旁肌還有助於保護膝關節，因為膕旁肌是膝關節的肌肉
穩定器，能提高軟骨表面的密合度。啟動屈膝腿的腰肌和臀小肌，以屈曲髖關
節。收縮這兩塊肌肉的訣竅是，雙掌下壓膝關節同時，膝關節也要抵住手掌往
上反推。你會感覺腰肌在收縮。這個閉鎖式運動鏈收縮也會移動腰肌的起端，
使骨盆前傾。你會發現，當你啟動這些肌群時，會把身體往屈膝腿側拉過去，
並使骨盆更穩固。骨盆前傾時，坐骨粗隆（也就是膕旁肌的起端）會向後移
動。這個動作會強化伸展伸直腿的膕旁肌。

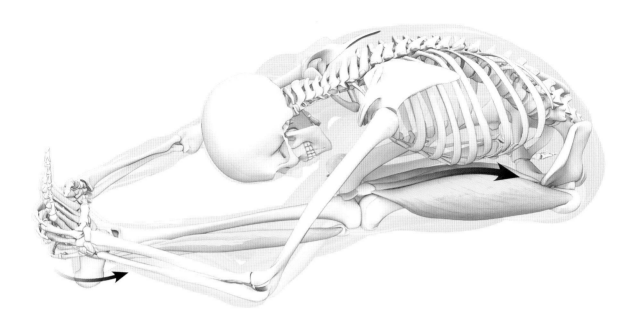

▲ **步驟二**　啟動伸直腿的股四頭肌，以打直膝關節。啟動小腿外側的腓骨長肌和腓骨短肌，以外翻足部。股四頭肌當中的股直肌，橫跨髖關節，因而可輔助髖關節屈曲。收縮股四頭肌同時也會產生交互抑制作用，輔助膕旁肌放鬆。

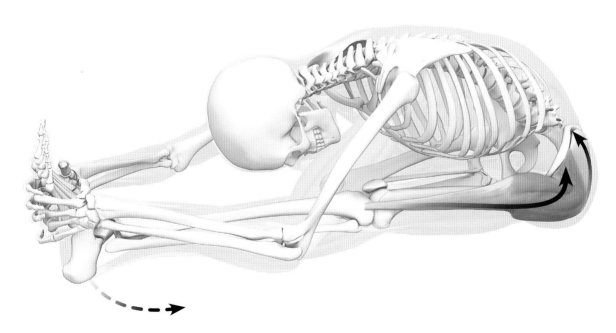

▲ **步驟三**　伸直腿的足跟壓向地板，並試著往一旁拖曳，這樣可以把身體反推回屈膝腿。這個動作訣竅啟動了伸直腿的外展肌，包含臀中肌和闊筋膜張肌。外展肌啟動時，連帶也會內旋大腿，如此一來，便可抗衡足部外倒的傾向，把膝蓋帶回中立的位置，並朝向正上方。

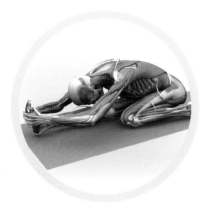

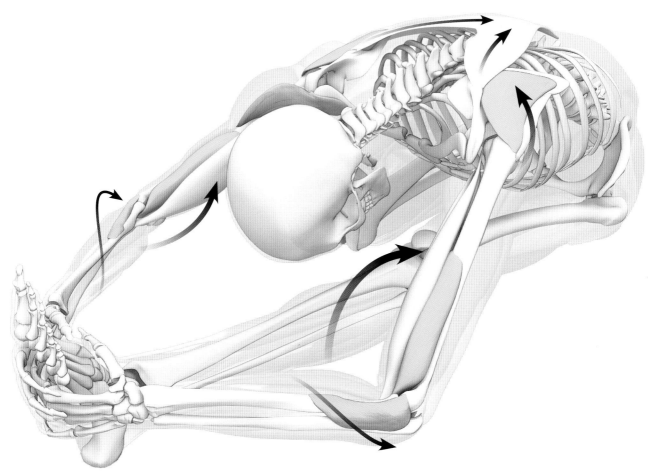

**步驟四** 收縮前臂的旋後肌，以嘗試外轉雙掌，鎖住握足的動作。啟動肱二頭肌和肱肌來屈曲肘關節。請注意，肱二頭肌也可輔助翻轉掌面。雙手握住雙足，並收縮前三角肌，使手臂嘗試在打直的情況下抬高。雙手實際上不會挪移，但這項嘗試卻可把軀幹帶入更深的屈曲。在臂骨和地面保持平行的情形下外旋肱骨。啟動下三分之一的斜方肌，使肩膀下拉，遠離頸部。前述所有動作都會間接屈曲軀幹，將身體帶入更深的伸展。

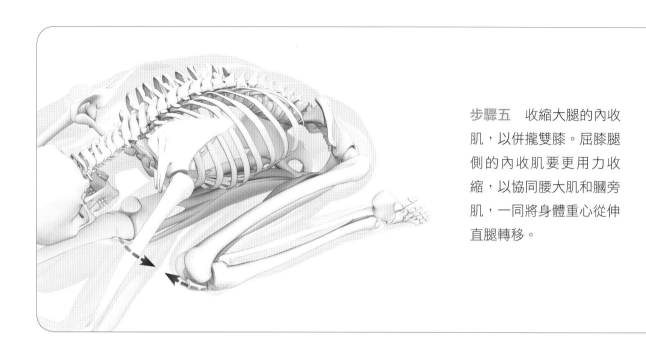

步驟五　收縮大腿的內收肌，以併攏雙膝。屈膝腿側的內收肌要更用力收縮，以協同腰大肌和膕旁肌，一同將身體重心從伸直腿轉移。

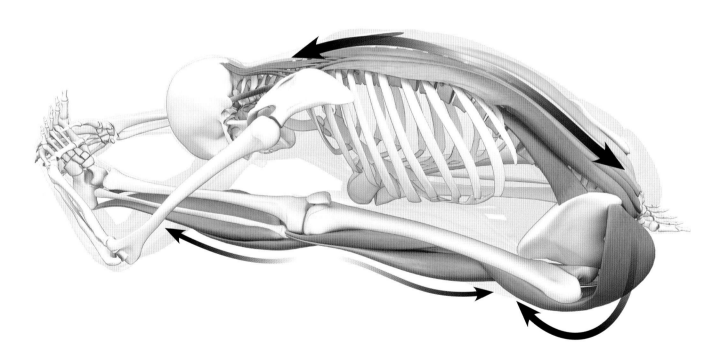

**總結**　單腿跪伸展式與其他前彎體位一樣，能伸展到身體後側的肌肉。這是一個非對稱體位，屈膝腿側的背部肌肉伸展得比較深，伸直腿側的臀大肌、膕旁肌和腓腸肌，伸展方式則近似於頭碰膝式。此外，除了股直肌，屈膝腿的股四頭肌全被拉長了。這個體位的股直肌橫跨髖關節，並處於放鬆的狀態。

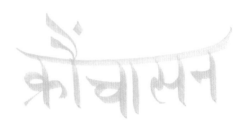

# KROUNCHASANA
## 鴛鴦式

鴛鴦式將單腿跪伸展式的首要重點帶向另一高度。最明顯的新元素,是高舉在空中的上抬腿。這個動作提供了應用各式技巧的機會。當上抬腿髖關節屈曲、膝關節打直時,就會伸展到上抬腿後側的肌肉(也是屈曲膝關節以及做髖伸動作的肌肉),並把骨盆向後、向下拉,導致骨盆後傾,造成駝背的現象。反之,只要有任何能讓骨盆前傾的因素(就算只有一點點),便會把坐骨向後拉。我們可以利用這項技巧來微調、加深體位,因為坐骨粗隆正是那些被拉長肌肉的起端,所以如果能移動坐骨粗隆,就可以進一步強化伸展。要感覺這個動作,可以透過單手握住上抬腿足部,同時另一手下壓屈膝腿膝關節。接著,嘗試抬起屈膝腿膝關節,以對抗下壓的力量。這個動作會啟動屈膝腿側骨盆的髖屈肌,使骨盆前傾。骨盆前傾時,坐骨粗隆會微微後旋,從膕旁肌的起端拉扯膕旁肌,形成一種獨特的伸展型態。你可能需要多試幾次才能充分掌握。

鴛鴦式也有幾個次要重點。雙臂將足部拉向身體,並屈曲腹肌,以前彎軀幹。呼吸會是練習鴛鴦式時的背景音樂。

### 重要關節擺位

- 上抬腿膝關節伸直
- 上抬腿足外翻
- 髖關節屈曲
- 踝關節蹠屈
- 軀幹屈曲

- 肩關節屈曲、外展、外旋
- 肘關節屈曲
- 前臂旋後
- 腕關節屈曲

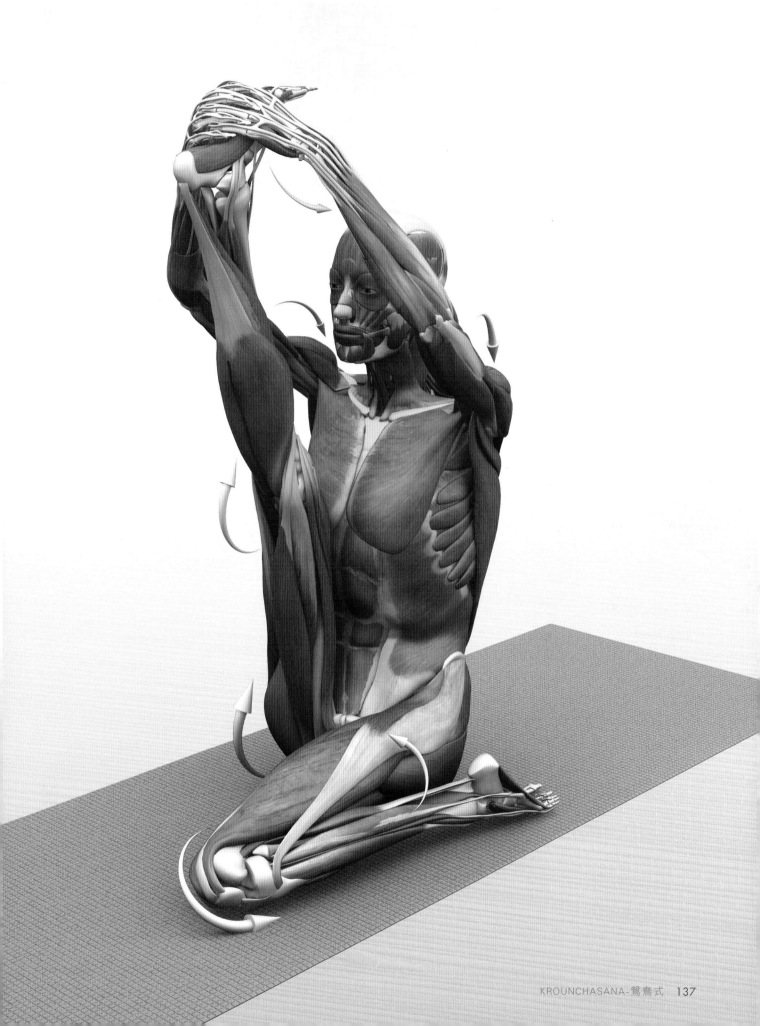

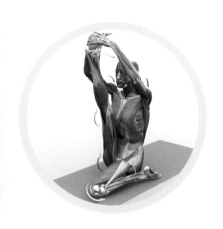

# 鴛鴦式準備動作

先用瑜伽繩套住上抬腿足部，膝關節保持微彎。地面腿的膝關節如果感到疼痛，可以嘗試坐在毯子或瑜伽磚上，減少關節屈曲的程度。如果還是疼痛，就離開這個姿勢。

雙臂舉高，肘關節屈曲，感受一下抬腿的感覺。仔細感覺這個動作如何伸展到上抬腿後側的肌肉。把上半身拉向上抬腿，並在試著維持這個姿勢同時，啟動股四頭肌來打直膝關節。

等身體柔軟度變好，便拿掉瑜伽繩，改用雙手握住足部。肘關節屈曲，以將大腿拉向軀幹。仔細感覺這個動作如何伸展上抬腿後側的肌肉。接著，啟動股四頭肌，以打直膝關節。這個動作會刺激神經反射弧，創造膕旁肌的交互抑制作用，使其放鬆，進而伸展。如果只靠雙臂的槓桿作用來打直腿而沒有收縮股四頭肌的話，就只是間接伸展膕旁肌，而不會刺激膕旁肌產生交互抑制作用。這就是為什麼你必須啟動股四頭肌，因為股四頭肌是膕旁肌（被伸展肌肉）的拮抗肌。

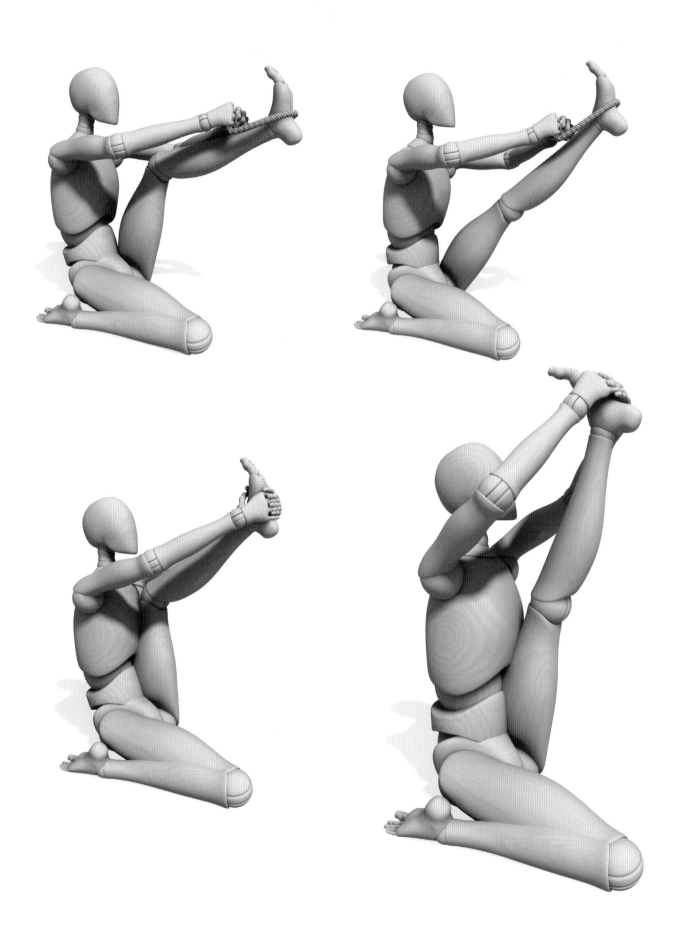

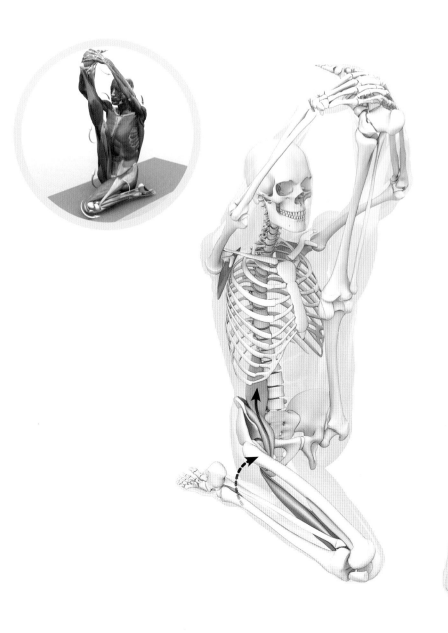

▲ **步驟一** 收縮屈膝腿的膕旁肌，如同單腿跪伸展式，將小腿往大腿靠攏。收縮膕旁肌有助於膝關節面保持密合，使其處在屈成關節的狀態下。一隻手下壓屈膝腿膝關節，與此同時，嘗試抬起屈膝腿膝關節，以對抗下壓的力量。這個動作會啟動腰肌及其進行屈膝時的協同肌，形成閉鎖式運動鏈，並使骨盆前傾。骨盆前傾時，坐骨粗隆會向上、向後旋，並伸展上抬腿的膕旁肌。

▶ **步驟二** 啟動腰肌，把股骨拉向軀幹。請注意，當髖關節完全屈曲時，腰肌因為已經完全收縮，所以無法提供多餘的屈曲力道。此時，便要啟動腹直肌來屈曲軀幹。請記住，薦髂關節會因為這個動作而把恥骨聯合提高，並讓薦骨前傾（同時會屈曲腰椎）。

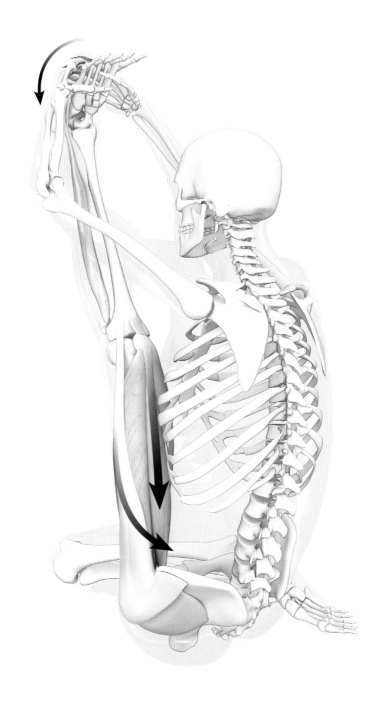

步驟三　收縮上抬腿的股四頭肌，以打直膝關節。原本膕旁肌一伸展，便會馬上出現收縮反應，但此時如果啟動股四頭肌，就會在膕旁肌上形成交互抑制作用，防止其收縮。這就是生物力學和生理學上的陰／陽概念。這個動作也會伸展到上抬腿的臀大肌。別忘了，臀大肌會做髖伸並外旋髖關節和股骨。此外，伸展肌肉時，如果拉力是作用在肌肉附著點，所產生的動作就會跟收縮肌肉一模一樣，所以，屈曲髖關節會伸展、拉扯臀大肌，使大腿外倒。為了要抗衡外倒的傾向，必須收縮臀中肌和闊筋膜張肌，來內旋大腿。啟動這兩塊肌肉的訣竅是，嘗試外展上抬腿，使其遠離身體中線，同時用手對抗外展的力道，因為大腿外展其實也是臀中肌和闊筋膜張肌的另外一個動作。你可以利用這項訣竅，刺激這兩塊肌肉內旋大腿，抗衡大腿外倒的情況。這是單一肌肉雙重動作最典型的例子。

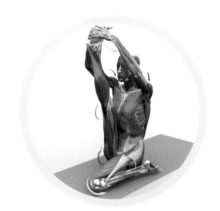

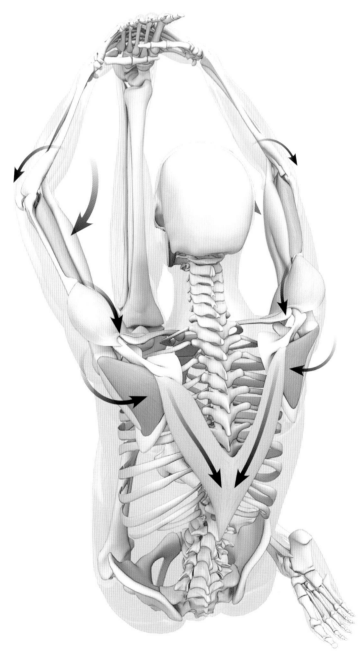

步驟四　雙手握住上抬腿足部，以連結上肢附肢骨骼與下肢附肢骨骼。接著，手掌嘗試往上翻，鎖住握足的動作。這個動作會啟動手臂的旋後肌。收縮肱二頭肌，也會讓前臂旋後，並在肱肌的協同下屈曲肘關節。屈曲腕關節，緊緊握住足部，然後，試著舉高雙臂，以收縮前三角肌。你會發現，這個動作會把腿拉向軀幹，同時也把軀幹拉向腿。順著雙臂向下，用肩胛骨上的棘下肌和小圓肌來外旋肩關節，創造出如螺旋般的「扭轉」效果。啟動下斜方肌，使肩膀下拉，遠離耳朵，並提起胸腔。

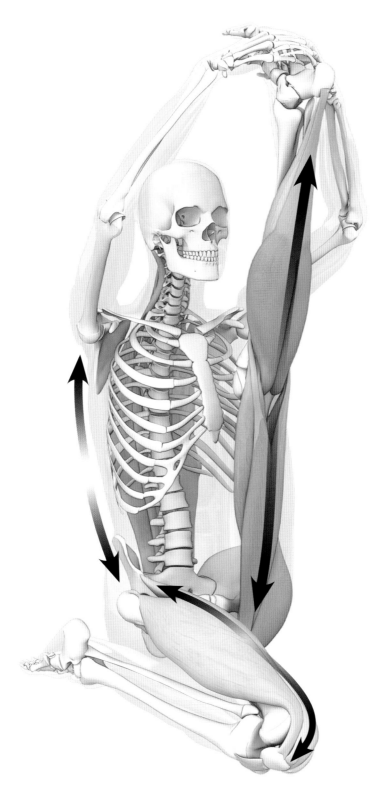

**總結** 前述所有動作的總和，能在背部運動鏈上形成一連串伸展。用三角交叉檢視法，來鎖定這個體位的伸展重點。伸直膝關節並屈曲髖關節，便可伸展膕旁肌。屈曲軀幹，則可以伸展豎脊肌和腰方肌，把骨盆後側往上提，並從膕旁肌位於坐骨上的起端處，進一步拉扯膕旁肌。髖關節屈曲也會伸展臀大肌。

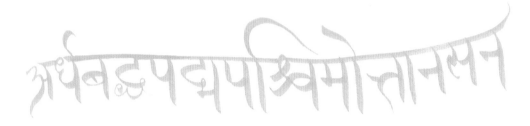

# ARDHA BADHA PADMA PASCHIMOTTANASANA

## 坐姿單盤前彎式

坐姿單盤前彎式有兩個首要重點，一為前彎，一為開髖。伸直腿髖關節屈曲，膝關節伸直，同時軀幹前彎；屈膝腿髖關節屈曲、外展、外旋，同時足部擺成蓮花坐式的模樣，藉此開髖。如果足部無法達到蓮花坐式，就改採比較簡單的替代式，例如頭碰膝式。一手繞過後背，抓住蓮花坐式足部的大拇趾，另一手則往前伸握住伸直腿外側。請注意，屈膝腿髖關節的內旋肌必須長度夠，大腿才會有足夠的空間外旋，能把足部放在另一條大腿上。千萬不要將足部強行拗進蓮花坐式，否則膝關節很容易受傷。如果對此不了解，請回頭複習蓮花坐式一節（第96頁）。善用誘發式伸展排除障礙，增加內旋肌的柔軟度，讓足部最終能輕易進入蓮花坐式。

### 重要關節擺位

- 伸直腿髖關節屈曲
- 伸直腿膝關節伸展
- 屈膝腿髖關節屈曲、外展、外旋
- 踝關節蹠屈
- 足外翻
- 軀幹屈曲

- 前手臂肩關節屈曲、外展、外旋
- 後手臂肩關節延展、內收、內旋
- 肘關節屈曲
- 前手臂腕關節屈曲
- 後手臂腕關節伸展

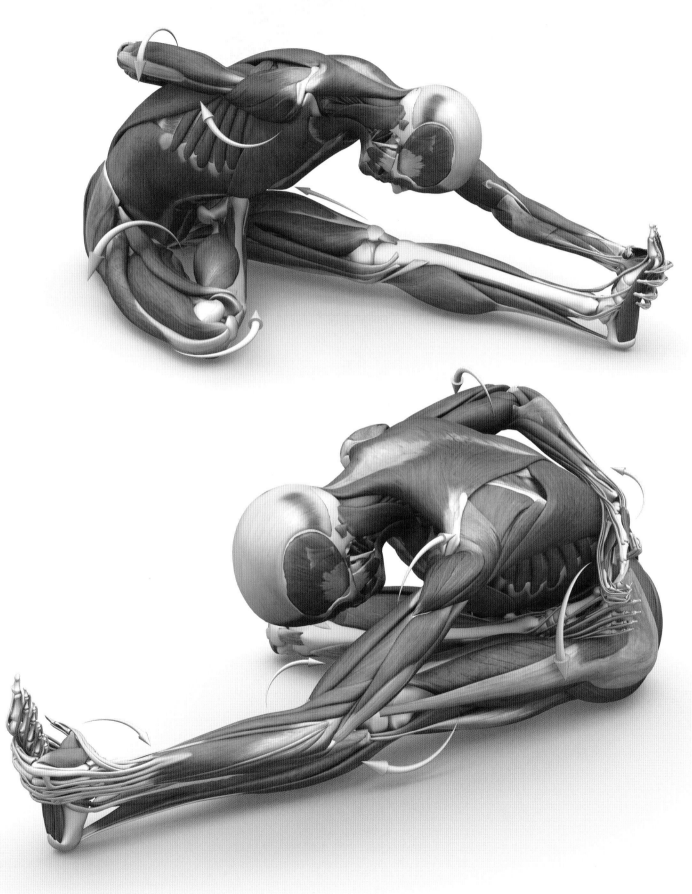

ARDHA BADHA PADMA PASCHIMOTTANASANA-坐姿單盤前彎式　145

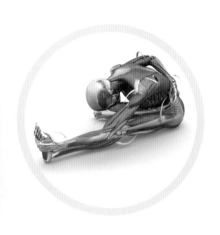

# 坐姿單盤前彎式準備動作

用雙手環抱即將盤成蓮花坐式的那條腿，如右頁上圖所示。膝蓋固定在肘窩上。膝關節屬於屈戍關節，因此不可將小腿遠端提起高於膝關節，或是往身體方向拉進，這樣會造成膝關節往前下垂，使得關節面無法密合，進一步可能傷到膝關節軟骨，或拉扯到膝關節外側副韌帶。[5]

接著，把足部放在另一側髖關節上，進入蓮花坐式。如果你無法安全進入蓮花坐式，改採頭碰膝式即可。先用瑜伽繩套住伸直腿足部，接著屈肘，把身體往前拉。剛開始時，伸直腿膝關節先保持微彎，就跟進入其他前彎姿勢一樣。

一旦適應了這個姿勢，便繼續往這體位的最終型態邁進。用瑜伽繩套住屈膝腿足部，一手再繞過後背，抓住瑜伽繩。另一條瑜伽繩則套在伸直腿足部。接著，前手臂屈肘，把身體拉向大腿，與此同時，後手臂將套住屈膝腿的瑜伽繩向後拉。你會發現，這兩個動作把身體帶入更深的前彎，並讓姿勢更形穩固。往後，再訓練自己直接用雙手握住雙足。

---

5 譯注　膝關節是由股骨與脛骨以及髕骨的關節面所構成，但股骨與脛骨之間的構造並不足以維持關節的穩定度，還必須靠關節周圍的韌帶、肌腱、關節內的半月軟骨與十字韌帶才可維持穩定。在膝關節兩側各有一條副韌帶，分別稱為外側副韌帶和內側副韌帶。

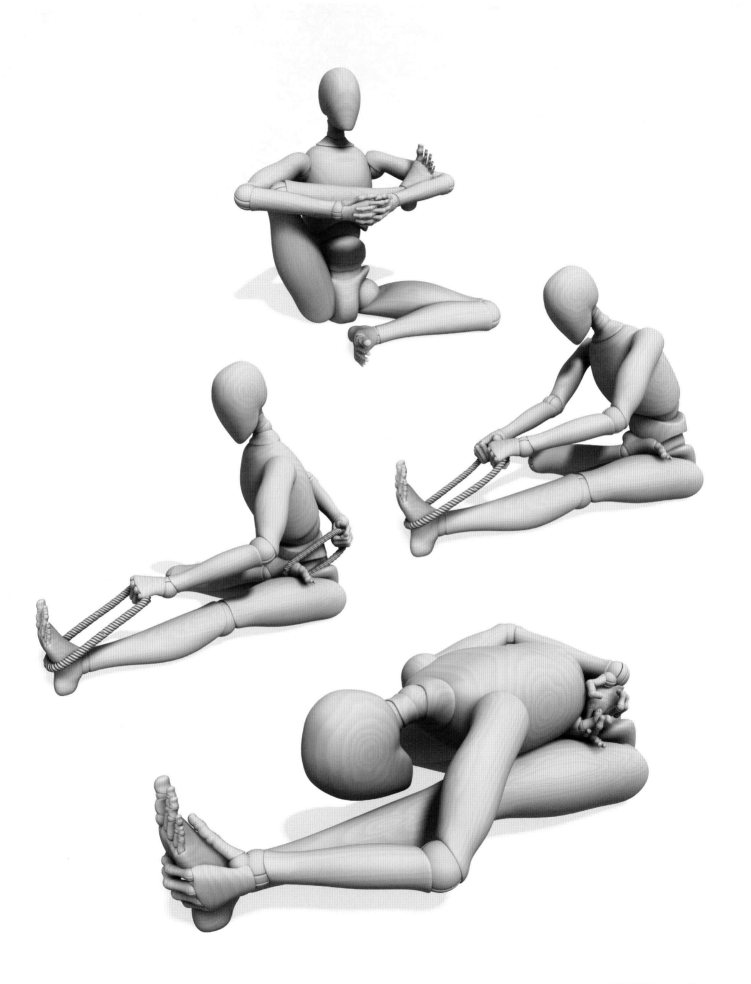

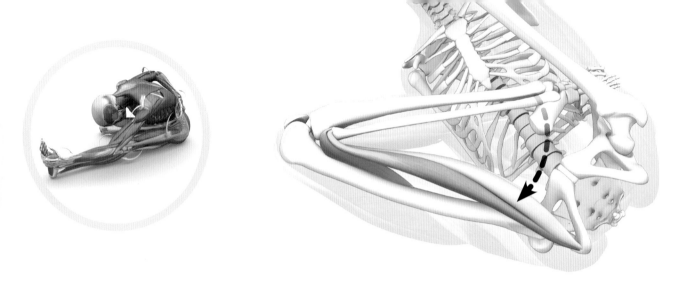

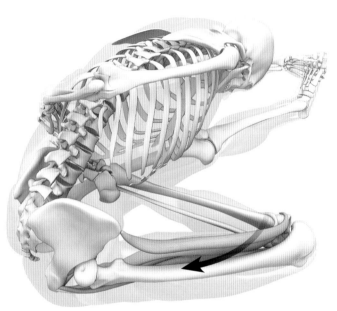

步驟一 屈曲、外展、外旋屈膝腿。這個動作會收縮縫匠肌。啟動膕旁肌，以屈曲膝關節。膝關節並非完全的屈戍關節，所以可容許微幅的旋轉動作。練習坐姿單盤前彎式時，記得用以下原則來保護自己的膝關節面：下壓屈膝腿足背，以先啟動小腿外側的膕旁肌。膕旁肌的止端位於小腿外側的腓骨上，因此若用這項訣竅來收縮膕旁肌，便能從膝關節處外旋小腿，使關節面更加密合。

▶ 步驟二 外展、外旋屈膝腿髖關節。收收攏尾骨，以收縮深層的髖關節外旋肌。收縮臀中肌與闊筋膜張肌，拉近膝關節和地面的距離。

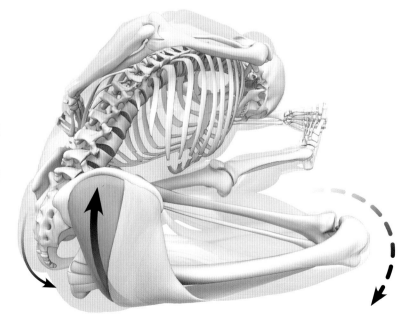

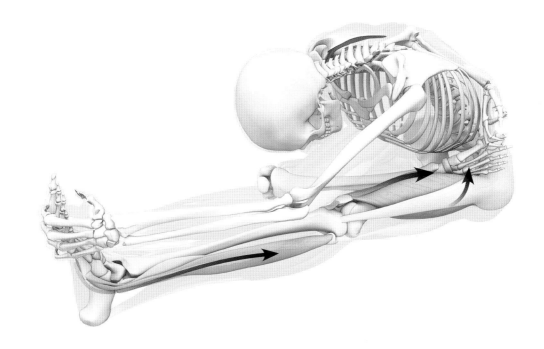

**▲ 步驟三** 收縮伸直腿的股四頭肌，以打直膝關節。收縮闊筋膜張肌來屈曲、內旋髖關節，同時穩定膝關節外側。闊筋膜張肌是典型的多關節肌肉（一條肌肉橫跨兩個以上的關節），可同時進行多個動作。在這個例子中，闊筋膜張肌屈曲髖關節，並伸直膝關節。

臀大肌（隱藏在闊筋膜張肌底層）會協同髖關節屈曲和內旋。用小腿外側的腓骨肌來外翻踝關節，開展足底。接著，啟動脛後肌，以產生足內翻的力量來平衡足外翻的動作，藉此穩定踝關節。

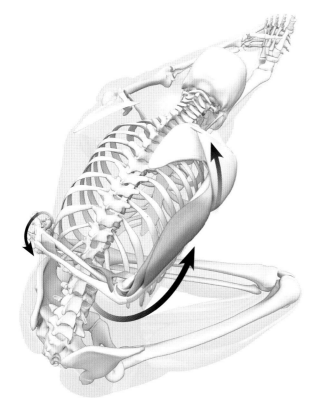

**步驟四** 如果手臂能繞過後背握住大拇趾，那麼就讓前臂旋前，彷彿掌心要向下翻轉，以鎖住握足的動作。這個動作會在腕關節到肘關節間形成「扭轉」的效果。接著，啟動肱三頭肌，把屈膝腿足部和大拇趾往後拉，這產生的力量會把屈膝腿側的肩膀和手肘向後帶，使胸腔轉離伸直腿。

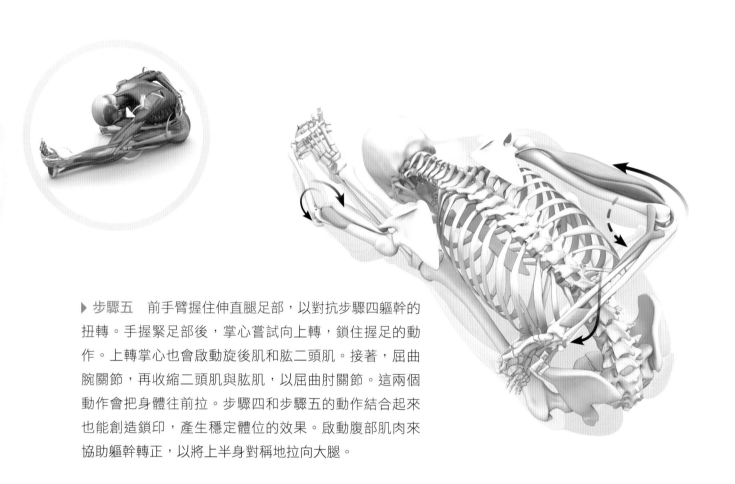

▶ **步驟五** 前手臂握住伸直腿足部,以對抗步驟四軀幹的扭轉。手握緊足部後,掌心嘗試向上轉,鎖住握足的動作。上轉掌心也會啟動旋後肌和肱二頭肌。接著,屈曲腕關節,再收縮二頭肌與肱肌,以屈曲肘關節。這兩個動作會把身體往前拉。步驟四和步驟五的動作結合起來也能創造鎖印,產生穩定體位的效果。啟動腹部肌肉來協助軀幹轉正,以將上半身對稱地拉向大腿。

**步驟六** 收縮肩胛下肌、大圓肌、闊背肌和胸大肌,以內旋繞過背部的手臂。收縮這些肌肉的訣竅是,嘗試把手臂舉離背部。

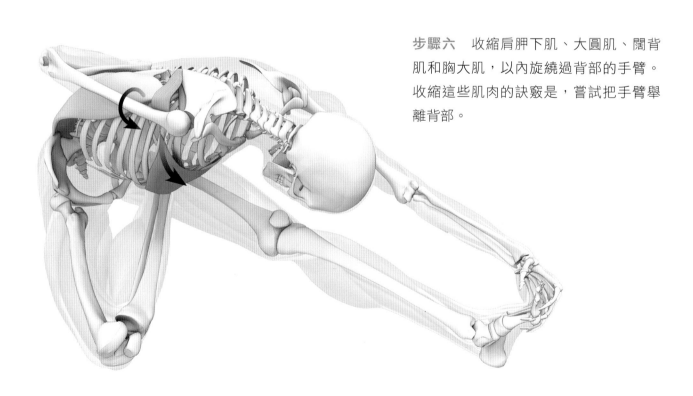

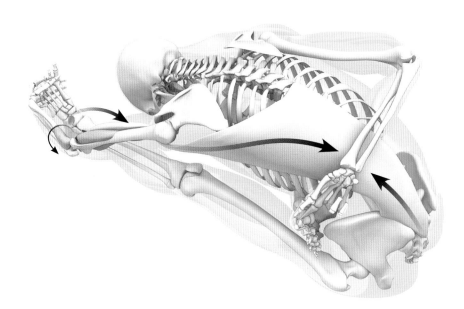

▶ **步驟七** 啟動握住伸直腿足部手臂的闊背肌。想像自己正在拉單槓,藉此收縮闊背肌。仔細觀察這個動作怎麼把軀幹帶入更深的前彎。

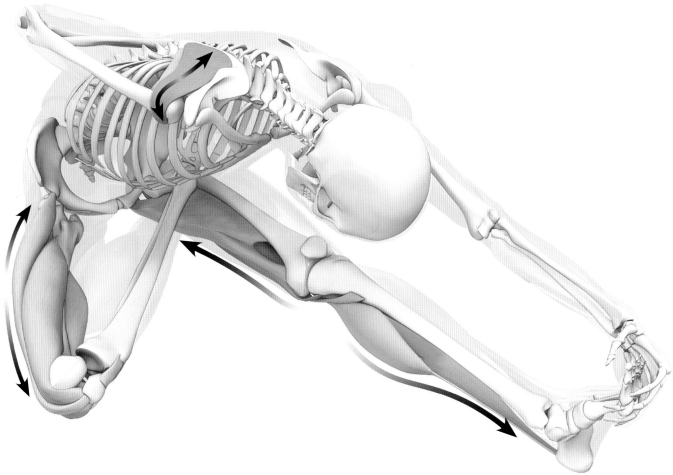

**總結** 結合前述所有動作,來伸展屈膝腿的股四頭肌,以及背部的豎脊肌和腰方肌。伸直腿的臀大肌、膕旁肌和腓腸肌也會伸展開來。內旋肩關節,以拉長棘下肌和小圓肌。把腿盤成蓮花坐式則會外旋髖關節,並伸展臀中肌與闊筋膜張肌,而這兩塊肌肉正是髖關節的內旋肌。不過,臀中肌與闊筋膜張肌也會離心收縮,使膝關節往一旁外展。

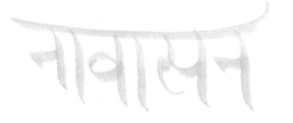

# NAVASANA
## 船式

船式之所以被我歸在前彎體位，是因為這個體位屈曲軀幹。練習船式時，肌肉必須持續出力才能保持前彎。因此，船式跟其他偏重伸展的前彎體位不同，其首要重點是要單獨強化腹部核心肌群。我們稍後會提供幾項步驟，協助你從腹部向外逐漸穩定姿勢。例如，併攏雙膝，單獨啟動大腿內收肌；收縮股四頭肌，打直膝關節；啟動腰大肌，屈曲髖關節。雙臂和肩膀則是船式的次要重點。這種形態的肌肉共同啟動會產生肌肉徵召作用。例如，膝關節一併攏，收縮腹肌便變得更有力。

### 重要關節擺位

- 髖關節屈曲
- 膝關節伸展
- 踝關節蹠屈
- 足外翻

- 軀幹屈曲
- 肩關節屈曲、內收、外旋
- 前臂保持中立

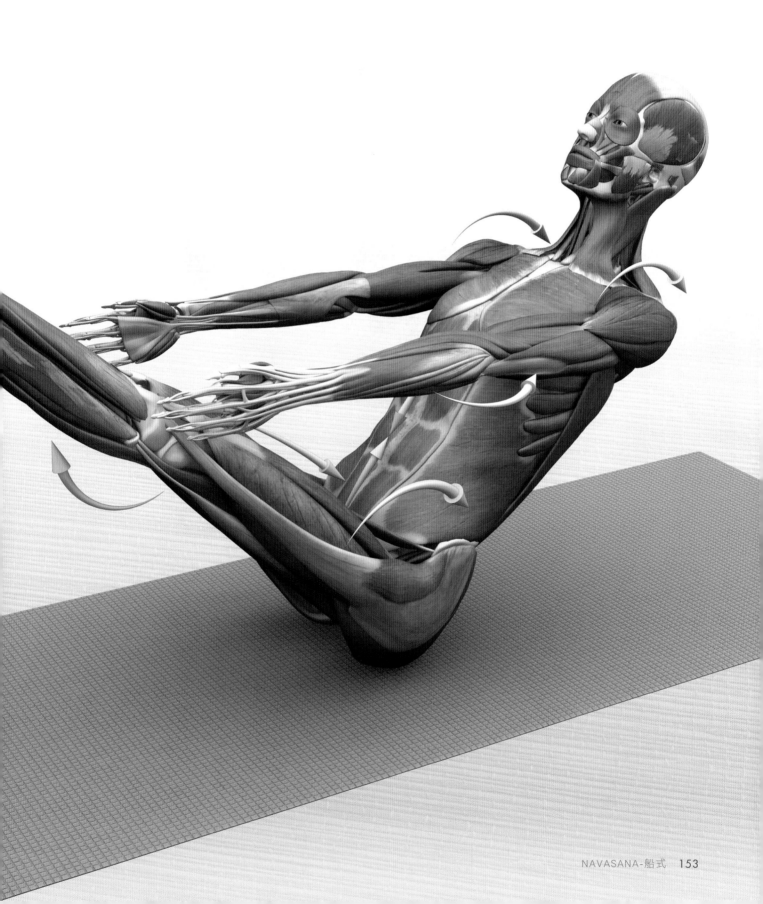

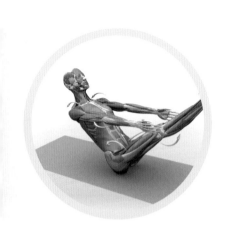

# 船式準備動作

一開始，屈曲膝關節與髖關節。雙手扶在大腿後側，以撐住雙腿重量。感受一下雙膝併攏的感覺。繃緊腹肌，並啟動屈髖肌群。接著，打直膝關節。最後，伸展雙臂，微微挺背，以進入完成式。如果你沒辦法做到完成式，就改採右頁上圖的替代式。等腹肌更有力，再訓練自己進入船式的傳統體位。

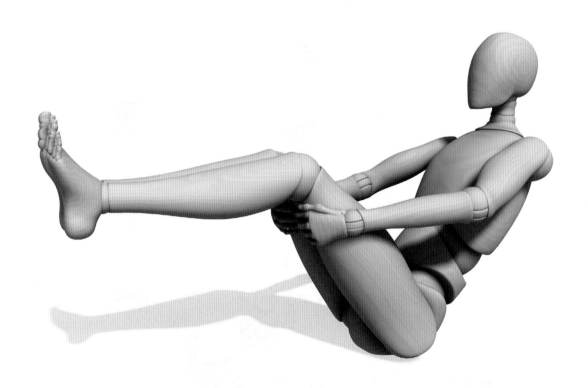

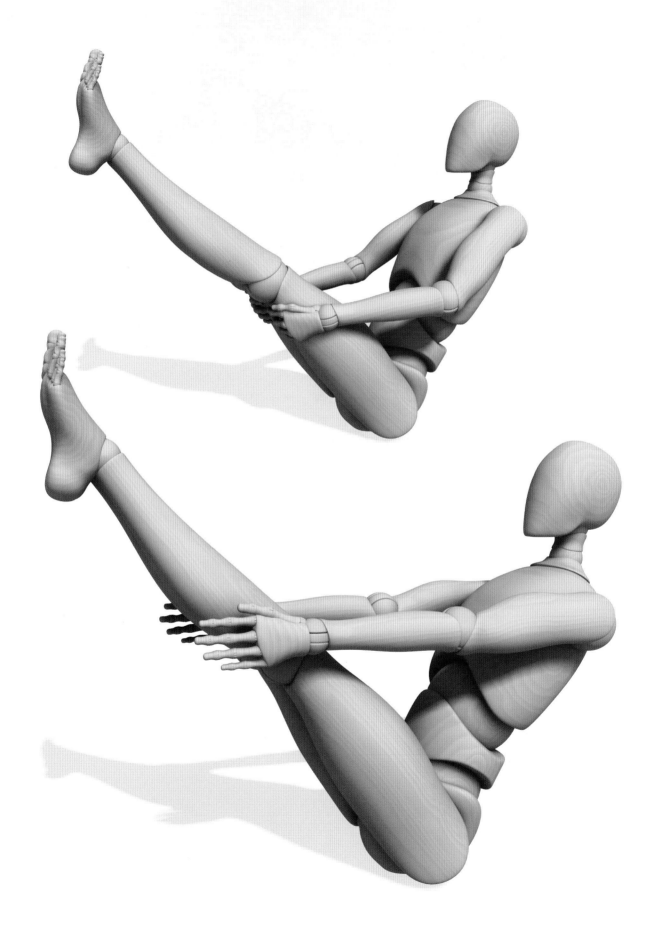

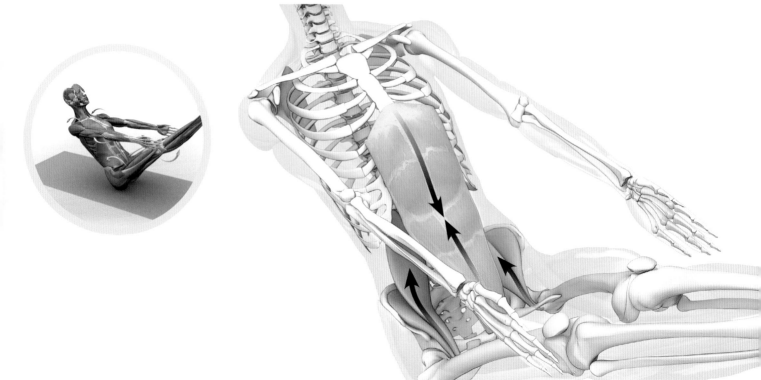

▲ **步驟一**　收縮腹部前側的腹直肌。事實上，當你用力時，所有深淺層腹肌都會啟動到，包含腹橫肌與兩條腹斜肌。不過，這也無妨，因為這些肌肉都能屈曲軀幹。腰大肌及其協同肌，包含恥骨肌、內收長肌和內收短肌，也會屈曲軀幹，並抬高雙腿。想要感受腰大肌收縮的感覺，可先屈膝，足底平貼地面，同時雙手下壓大腿。此時，大腿也要抵住手掌往上反推，並嘗試將膝關節往胸腔抬。當你進入完成式時，也要記得尋找腰大肌收縮的感覺。

練習船式時，許多人很容易駝背，因為他們幾乎只用腹肌來屈曲軀幹。為避免這種情況，可收縮腰大肌屈曲髖關節，使骨盆前傾。腰大肌會把腰椎往前拉，形成腰椎前凸（即微微挺背），進而抗衡背駝的情形。練習船式時，重要的是結合腰大肌與腹肌的力量，以達到體位的最佳型態。

▶ **步驟二**　啟動股四頭肌，以打直膝關節，並收縮闊筋膜張肌，以協同股四頭肌的動作。收縮闊筋膜張肌的訣竅是，雙手貼在雙腿外側，雙腿出力往兩旁推（外展），抵抗手的力道。單獨啟動臀中肌與闊筋膜張肌的附加好處是能內旋大腿。收縮這些肌肉，可抗衡大腿外旋的情況，使膝蓋朝向正上方。

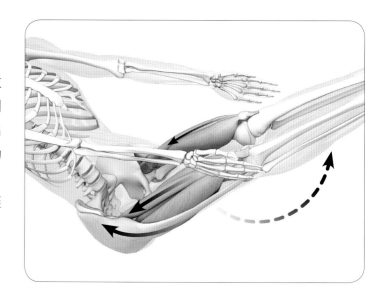

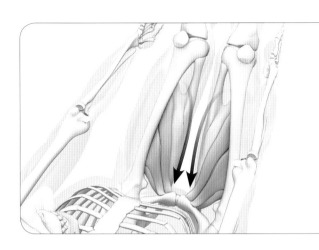

步驟三　雙膝夾緊，以收縮內收肌。請
注意，比較偏向身體前側的內收肌（也
就是內收長肌與內收短肌），含有外旋
大腿的肌肉纖維。這時，應當如步驟二
所述，用闊筋膜張肌來抗衡這個動作。

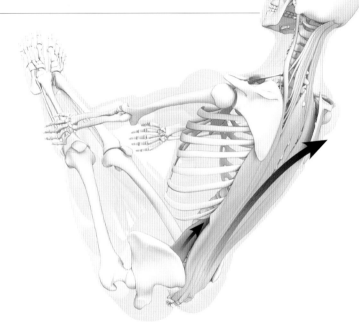

▶ 步驟四　挺背，以收縮豎脊肌和腰
方肌。腰方肌會協同腰大肌，一同支
撐腰椎。

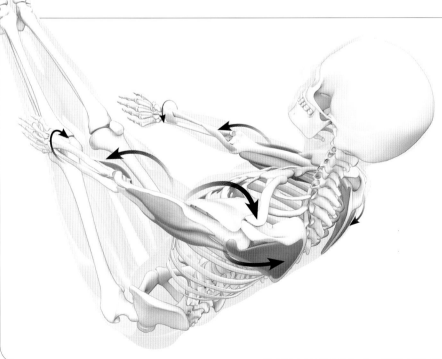

步驟五　收縮手臂後側的肱三
頭肌，以伸展肘關節。利用旋
前圓肌和旋前方肌轉動前臂，
直到掌心正對大腿外側為止。
啟動棘下肌和小圓肌，以外轉
上臂。如此一來，手掌到肩膀
間就會形成螺旋般的「扭轉」
效果，有助於穩定肘關節。收
縮前三角肌，上舉雙臂與地板
平行。

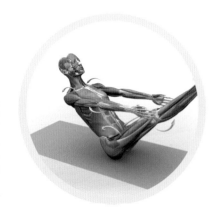

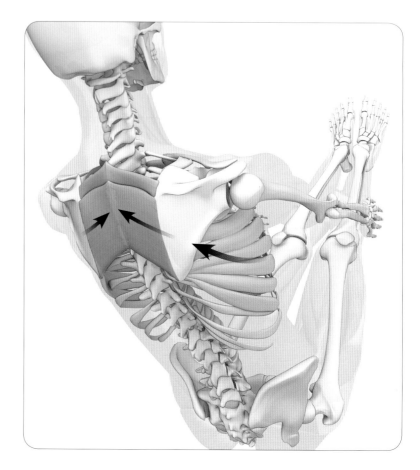

**步驟六** 位在兩塊肩胛骨間的菱形
肌,會把肩胛骨往身體中線拉,加以
穩定,並開展前胸。一旦穩定肩胛
骨,便馬上收縮胸小肌與前鋸肌,以
擴展並提起胸廓。收縮這些肌肉的訣
竅是,將肩胛骨固定在後,然後嘗試
向前繞轉肩關節。肩關節實際上不會
挪移,但胸小肌和前鋸肌的收縮力道
會傳至胸廓,並如右圖所示,提起胸
廓。

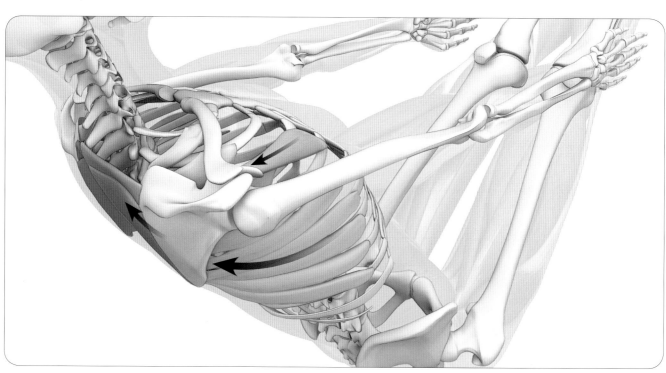

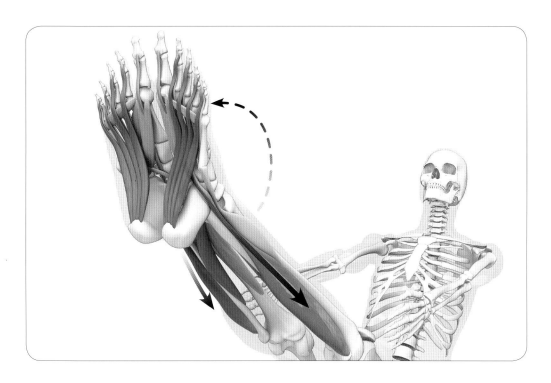

▲ **步驟七** 蹠屈踝關節,下壓腳背。這個動作會啟動小腿的腓腸肌／比目魚肌(圖中未顯示)。這些肌肉經由阿基里斯腱連到足跟。用小腿外側的腓骨長肌和腓骨短肌外翻踝關節,做足外翻的動作,並開展足底。接著,收縮脛後肌來平衡外翻的動作。脛後肌橫跨脛骨與腓骨間,會使足部內翻,並活化足弓。共同收縮腓骨肌與脛後肌,以穩定踝關節。最後,用外部趾屈肌(起端位於小腿)和內部趾屈肌(起端位於足部本身)來屈曲腳趾。

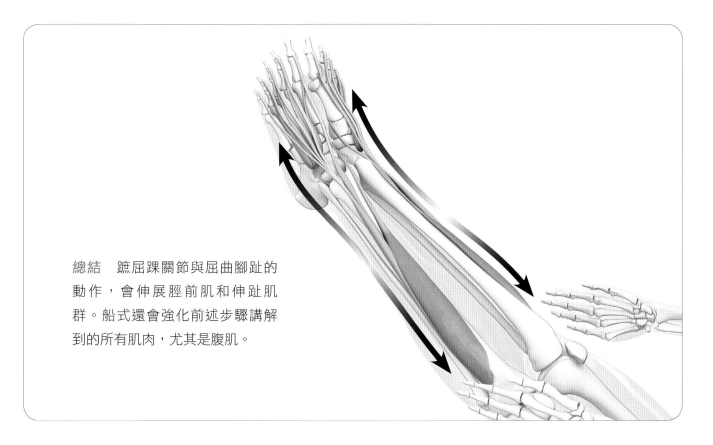

**總結** 蹠屈踝關節與屈曲腳趾的動作,會伸展脛前肌和伸趾肌群。船式還會強化前述步驟講解到的所有肌肉,尤其是腹肌。

# UBHAYA PADANGUSTHASANA
## 手抓腳趾雙腿向上伸展式

手抓腳趾雙腿向上伸展式和船式所收縮的肌肉大同小異。此外，這個體位還連結上下肢，並透過軀幹銜接肩胛帶和骨盆帶。舉高手臂或屈曲手肘，可加深髖關節屈曲和膝關節伸展。這個動作會強力伸展雙腿後側的肌肉，也是本式的首要重點。雙手抓大拇趾是這個體位的必要動作，以食指、中指和拇指握住雙腳的大拇趾，大拇趾再朝反方向屈曲，形成一個鎖住的動作。手抓腳趾雙腿向上伸展式同時是平衡體位，也就是說，你必須運用物理原則來穩定姿勢。例如，如果你往後倒，這時只要屈曲膝蓋，降低身體重心，便可重新找到平衡。

重要關節擺位

- 髖關節屈曲
- 膝關節伸展
- 踝關節蹠屈
- 足外翻
- 軀幹屈曲
- 肩關節屈曲、內收、外旋
- 肘關節伸展
- 前臂旋後

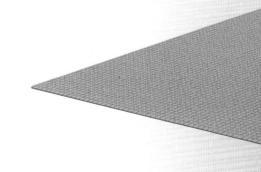

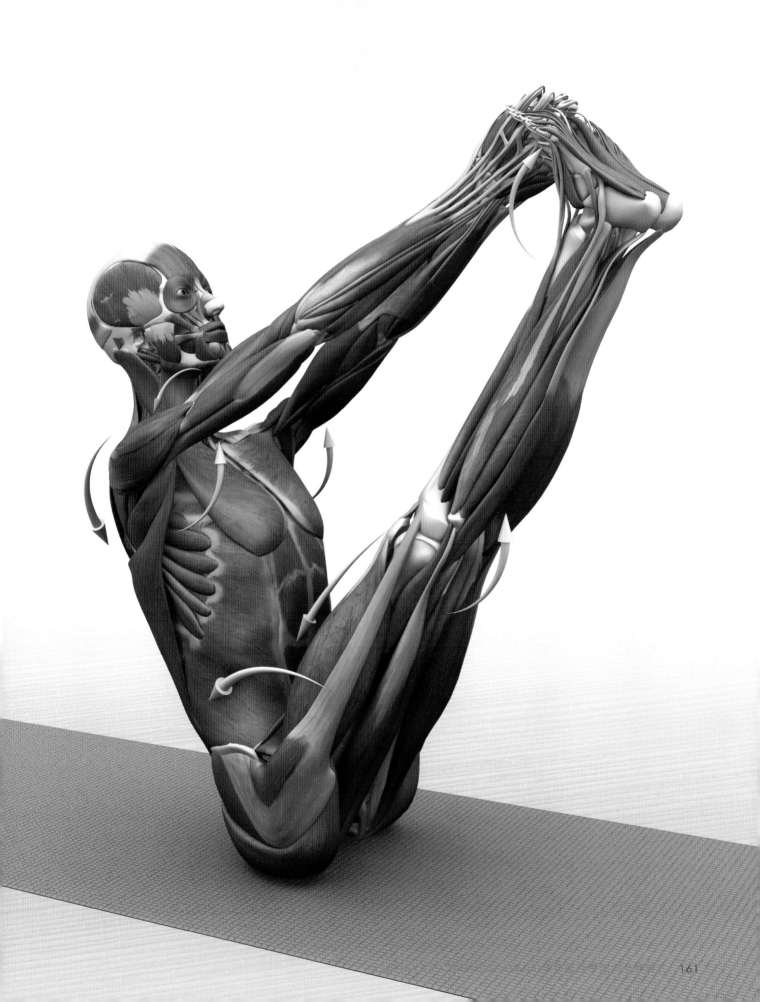

161

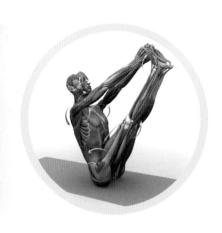

# 手抓腳趾雙腿向上伸展式準備動作

用瑜伽繩連結雙手和雙足。雙足併攏,屈膝,並讓膝蓋向外倒,以體驗單靠尾骨和坐骨粗隆保持身體平衡的感覺。多試幾次,每次保持五到十秒(不要超過)。練習中間記得休息片刻,好讓無意識腦(the unconcious brain)有機會創造神經迴路,保持平衡更有效率。請注意,屈膝時身體重心降低,姿勢會更加穩定。另外,你會發現,隨著不斷重複的練習,身體的平衡感也隨之變好。接著,用拇指、食指和中指抓住大拇趾,並屈曲腕關節與大拇趾,鎖住握足的動作。等身體平衡感變好,便打直膝關節。

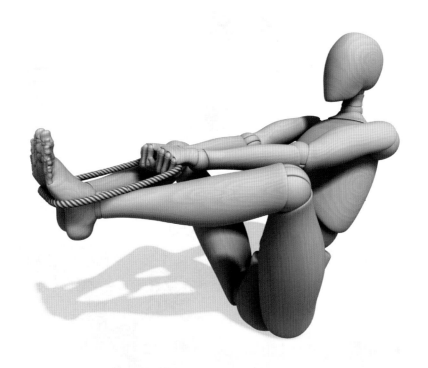

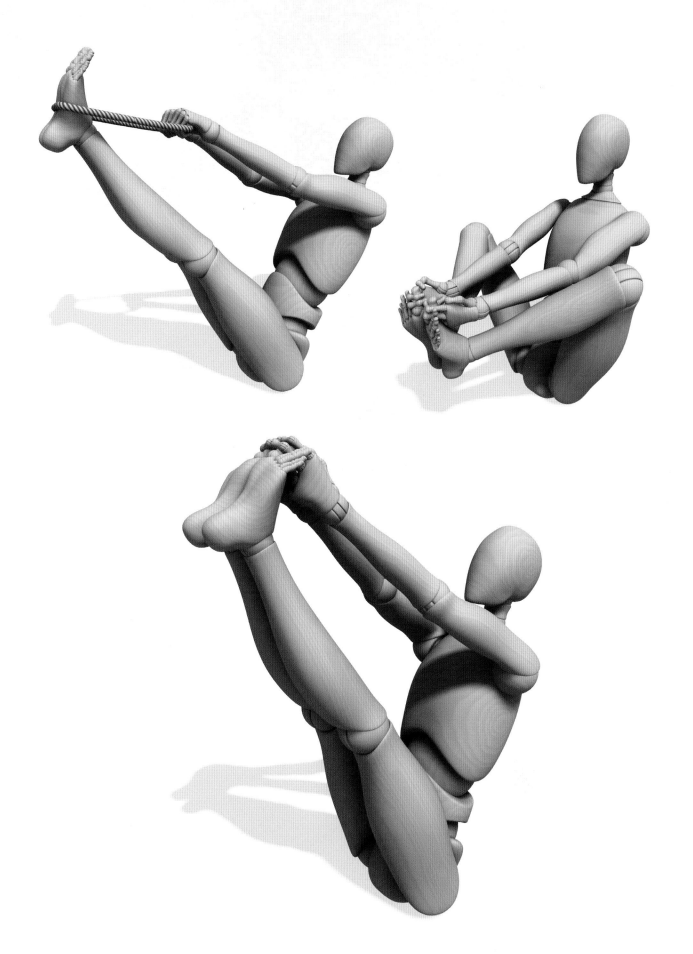

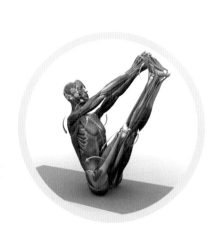

▶ 步驟一　收縮腹肌，以屈曲軀幹。這個動作會為原本就處於伸展狀態的深層背肌（包含豎脊肌與腰方肌）創造交互抑制作用。啟動腰大肌與恥骨肌，以屈曲股骨。啟動這兩塊肌肉的訣竅是，膝關節屈曲，足底平貼地面，同時雙手下壓大腿。此時，大腿也要抵住手掌並嘗試往胸腔抬。透過神經系統，腰大肌與腰方肌相連，而兩者也聯手穩定腰椎。

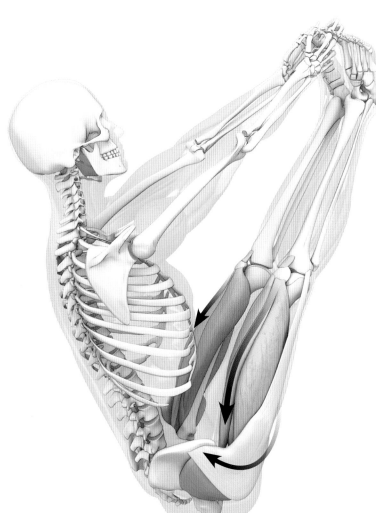

步驟二　收縮股四頭肌，以伸展膝關節。闊筋膜張肌會協同股四頭肌伸展膝關節，同時還會屈曲、內旋髖關節。留意闊筋膜張肌底下的臀小肌。在屈髖姿勢裡，臀小肌會協同內旋、屈曲髖關節。

步驟三　用大腿內收肌夾緊雙膝。如同船式一節所説，比較偏向身體前側的內收肌，能使大腿外旋。因此，必須收縮闊筋膜張肌與臀小肌，以平衡外旋的傾向。收縮這兩塊肌肉的訣竅是，足部緊緊靠攏的同時，雙腿嘗試往兩旁拉開。這項嘗試會內旋大腿，使膝蓋朝向正上方，回到中立的位置。

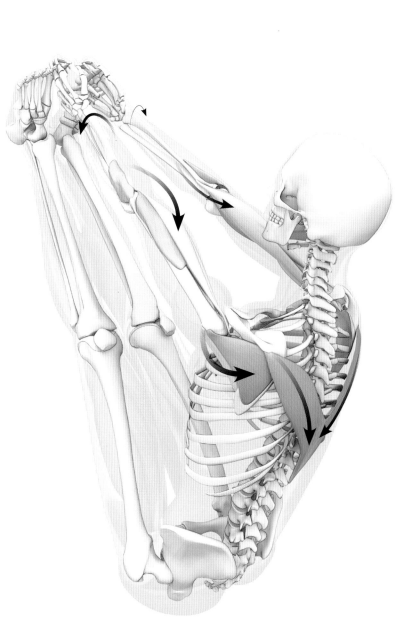

步驟四　雙手抓住大拇趾，同時轉動前臂骨，好讓肘窩面朝上。這個動作有助於鎖住雙手握足的動作。啟動肱二頭肌與肱肌，以屈曲肘關節。你會發現，這個動作將上半身拉向大腿，將雙足拉向頭部。收縮旋轉肌群中的棘下肌與小圓肌，以外旋肩關節。雙手握緊大拇趾，並試著把手往上拉，彷彿你要舉高手臂一般。雙肘往兩旁分開。這個動作會收縮前三角肌和側三角肌。由於手指已扣住雙足，手臂實際上不會上舉，但軀幹卻可因此更接近雙腿。仔細感覺這個動作如何強化雙腿後側的肌肉伸展。

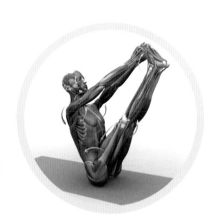

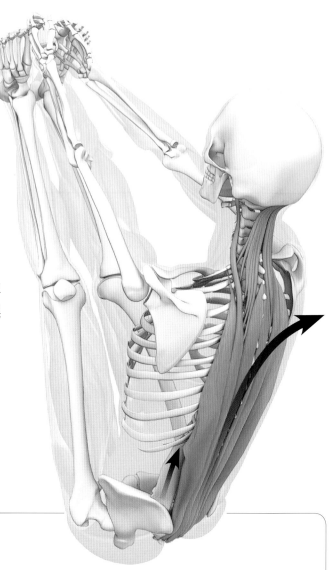

步驟五　收縮豎脊肌和腰方肌,以挺起背部。請注意,由於雙手握住雙足,因此挺背其實會拉近大腿與胸腔的距離。腰方肌也會協助腰大肌穩定腰椎。

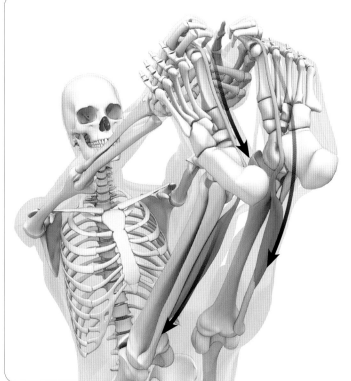

步驟六　啟動屈拇趾長肌和屈拇趾短肌,以屈曲大拇趾並扣住手指,如左圖所示。

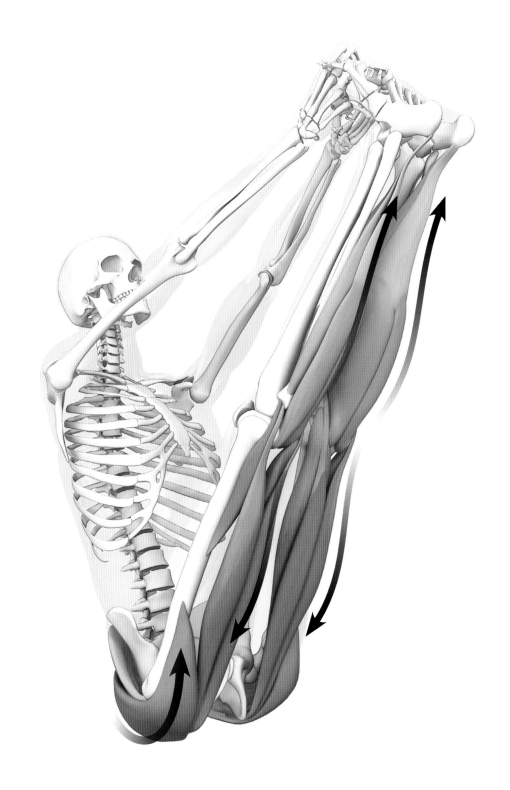

總結　前述所有次要重點，都是為了達成本式的核心主題，即伸展雙腿後側的肌肉，包含腓腸肌／比目魚複合肌、膕旁肌、內收大肌和臀大肌。同時也會伸展深層背肌，而這些肌肉會如步驟五所述，離心收縮，形成挺背的動作。

# 復原體位
## 雙腳靠牆倒立式（VIPARITA KARANI）

透過雙腳靠牆倒立式放鬆身體。這個體位能和緩地伸展背部，平衡前彎動作伸展的肌肉。雙腳靠牆倒立式同時也是溫和的倒轉體位，有助於心血管系統，能暫時降低脈搏和血壓。

將瑜伽磚擺在瑜伽枕和牆面間，接著骨盆前傾，置於瑜伽磚上，部分背部則躺在瑜伽枕上。毯子墊在頭下，頸部微微屈曲。雙臂攤在身體兩側，掌面朝上。你也可以拿張椅子做變化式。屈膝放鬆膕旁肌；屈髖放鬆腰大肌及其協同肌。在這個姿勢停留五分鐘以上，準備進入大休息式。

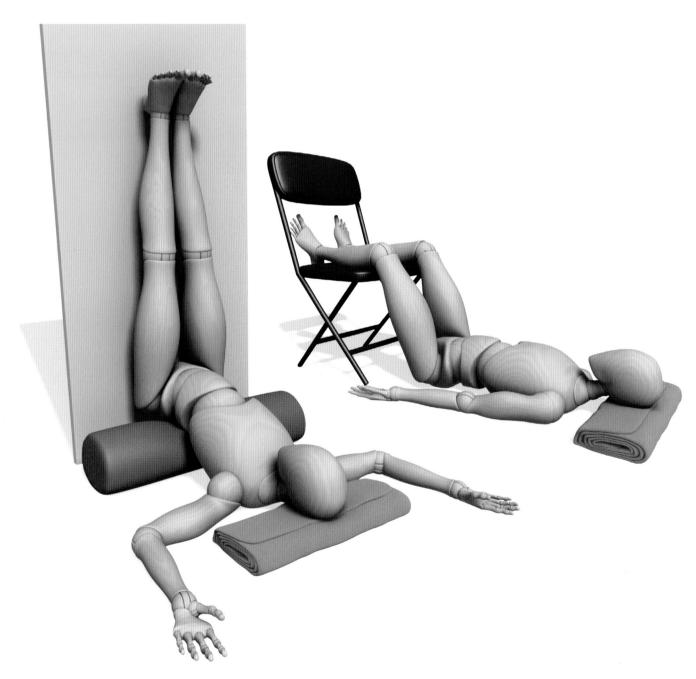

# 大休息式（SAVASANA）

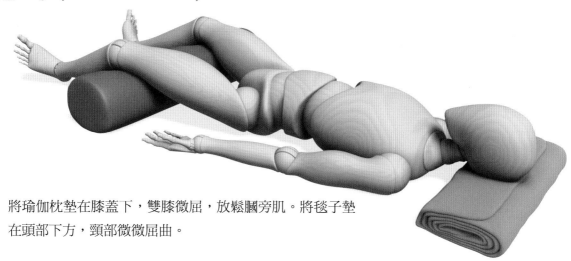

將瑜伽枕墊在膝蓋下，雙膝微屈，放鬆膕旁肌。將毯子墊在頭部下方，頸部微微屈曲。

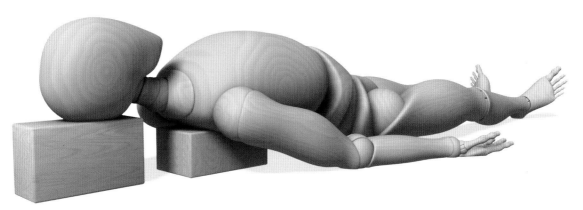

或者，你也可以把瑜伽磚墊在肩胛骨下，被動伸展肋間肌，並擴展胸腔。為避免頸部後仰使喉嚨感到緊繃進而傷到頸部關節，頭部下方也要墊塊瑜伽磚，讓頸部可以輕鬆地屈曲。

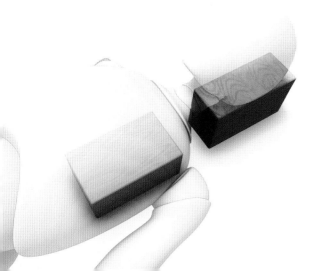

從左圖可以看出，身體下方兩塊瑜伽磚放置的方向與正確的放置方式。

雙足外倒，掌心朝上。闔上雙眼，在這個姿勢休息五到十分鐘後，結束你的練習。

# 索引
## INDEX

# 動作索引

每個身體動作都有特定的名稱。無論你是從事瑜伽教學，或是分析調控身體姿勢的肌肉，這些動作名稱都十分重要。瑜伽老師最好用學生聽得懂的詞彙進行教學。當你用科學術語描述動作之時，必須再以一般人常用的說法詳加解釋。你下達的指令應當盡量精準而簡潔。

切記，肌肉收縮使關節、附肢落在各個體位的正確位置上。一旦了解關節擺位，便能分析該啟動哪些肌肉做出特定體位。具備這些專業知識，你就能指導學生運用精準的要領，調整、穩定身體進入體位，伸展正確的肌肉，進而創造鎖印。因此，揭開體位奧祕的第一步就是充分理解身體動作。

身體有六個基本動作：屈曲（flexion）、伸展（extention）、內收（adduction）、外展（abduction）、內旋（internal/medial rotation）、外旋（externa / lateral rotation）。這六個動作發生在三個平面上，如圖所示。而這些動作的方向則是根據身體結構上的姿勢來定義。

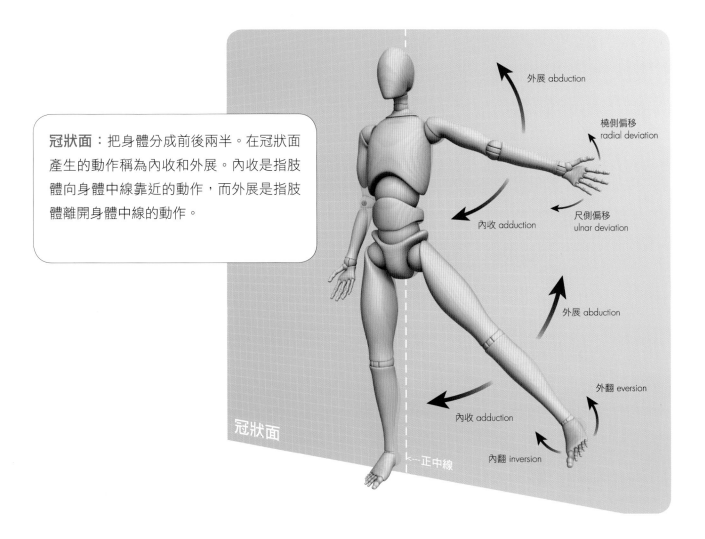

**冠狀面**：把身體分成前後兩半。在冠狀面產生的動作稱為內收和外展。內收是指肢體向身體中線靠近的動作，而外展是指肢體離開身體中線的動作。

外展 abduction

橈側偏移 radial deviation

內收 adduction

尺側偏移 ulnar deviation

外展 abduction

外翻 eversion

內收 adduction

內翻 inversion

冠狀面

←--正中線

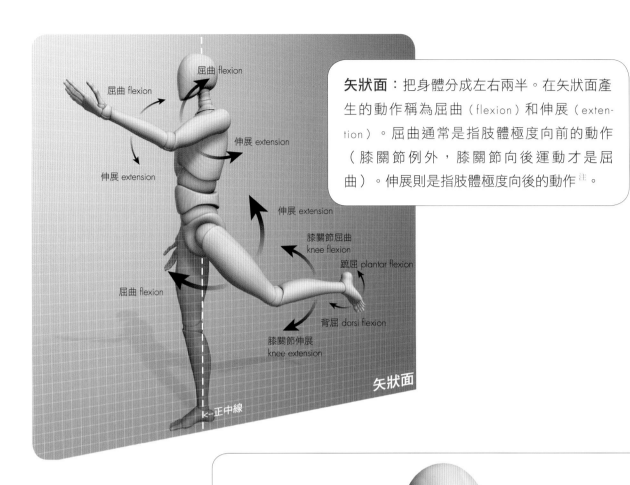

矢狀面：把身體分成左右兩半。在矢狀面產生的動作稱為屈曲（flexion）和伸展（extention）。屈曲通常是指肢體極度向前的動作（膝關節例外，膝關節向後運動才是屈曲）。伸展則是指肢體極度向後的動作[注]。

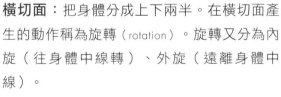

橫切面：把身體分成上下兩半。在橫切面產生的動作稱為旋轉（rotation）。旋轉又分為內旋（往身體中線轉）、外旋（遠離身體中線）。

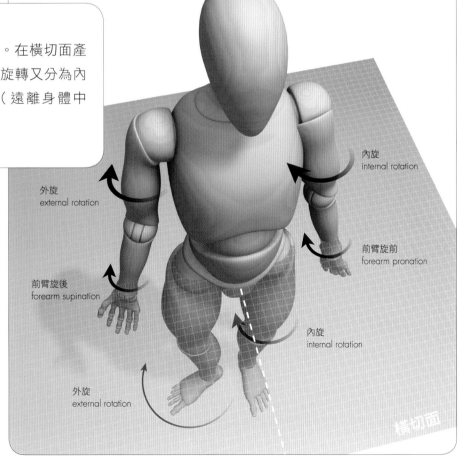

審訂注　軀幹或關節伸展（extend）中文有時會根據上下文譯成伸直或後仰或後彎，以避免和肌肉伸展（stretch）混淆。

# 動作索引

在此以鴛鴦式和鬥鬥式為例，說明如何分析重要關節擺位。
分析順序是按照構成體位姿態的先後動作條列而下。

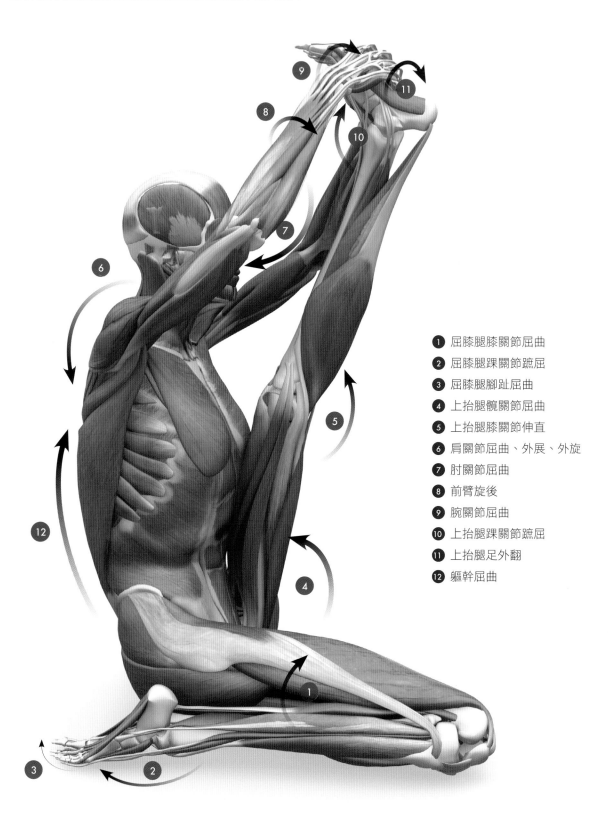

1. 屈膝腿膝關節屈曲
2. 屈膝腿踝關節蹠屈
3. 屈膝腿腳趾屈曲
4. 上抬腿髖關節屈曲
5. 上抬腿膝關節伸直
6. 肩關節屈曲、外展、外旋
7. 肘關節屈曲
8. 前臂旋後
9. 腕關節屈曲
10. 上抬腿踝關節蹠屈
11. 上抬腿足外翻
12. 軀幹屈曲

1 屈膝腿膝關節屈曲
2 屈膝腿踝關節蹠屈
3 屈膝腿腳趾屈曲
4 屈膝腿髖關節屈曲
5 伸直腿膝關節伸直
6 伸直腿踝關節蹠屈
7 軀幹側屈
8 肩關節屈曲、外展、外旋
9 肘關節伸直
10 前臂旋前

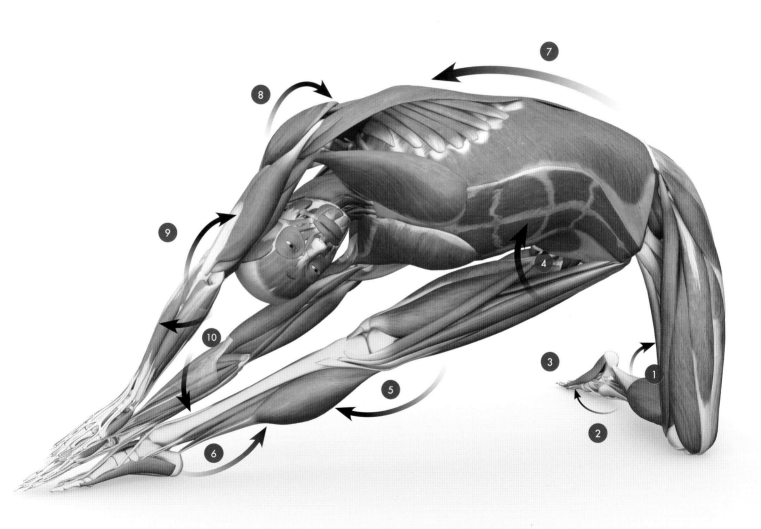

# 動作與肌肉對照表

## 頸部

| 肌肉名稱 | | 屈曲 | 伸展 | 側屈 | 側伸 | 旋轉 |
|---|---|---|---|---|---|---|
| 頭半棘肌 | Semispinalis capitis | | ● | ● | ● | ● |
| 頭夾肌 | Splenius capitis | | ● | ● | ● | ● |
| 胸鎖乳突肌 | Sternocleidomastoid | ● | | ● | ● | ● |
| 提肩胛肌 | Levator scapulae | | ● | ● | ● | |
| 斜方肌 | Trapezius | | ● | ● | ● | ● |

## 軀幹

| 肌肉名稱 | | 屈曲 | 伸展 | 側屈 | 旋轉 |
|---|---|---|---|---|---|
| 腹外斜肌 | External oblique | ● | | ● | ● |
| 腹內斜肌 | Internal oblique | ● | | ● | ● |
| 腹直肌 | Rectus abdominis | ● | | | |
| 胸棘肌 | Spinalis thoracis | | ● | | |
| 側橫突間肌 | Lateral intertransverse | | | ● | |
| 棘間肌 | Interspinales | | ● | | |
| 胸最長肌 | Longissimus thoracis | | ● | | |
| 腰髂肋肌 | Iliocostalis lumborum | | ● | | |
| 多裂肌 | Multifidus | | ● | | |
| 旋轉肌群 | Rotators | | ● | | ● |
| 腰方肌 | Quadratus lumborum | | ● | ● | |
| 腰大肌 | Psoas major | ● | | ● | |
| 髂肌 | Iliacus | ● | | ● | |

# 髖部

| 肌肉名稱 | | 屈曲 | 伸展 | 內收 | 外展 | 內旋 | 外旋 |
|---|---|---|---|---|---|---|---|
| 臀大肌 | Gluteus maximus | | ● | | | | ● |
| 臀中肌 | Gluteus medius | ● | ● | | ● | ● | ● |
| 臀小肌 | Gluteus minimus | ● | ● | | ● | ● | ● |
| 闊筋膜張肌 | Tensor fascia lata | ● | | | ● | ● | |
| 腰大肌 | Psoas major | ● | | | | | ● |
| 髂肌 | Iliacus | ● | | | | | ● |
| 股直肌 | Rectus femoris | ● | | | ● | | |
| 縫匠肌 | Sartorius | ● | | | ● | | ● |
| 恥骨肌 | Pectineus | ● | | ● | | | ● |
| 內收大肌 | Adductor magnus | | ● | ● | | | ● |
| 內收長肌 | Adductor longus | ● | | ● | | | ● |
| 內收短肌 | Adductor brevis | ● | | ● | | | ● |
| 股薄肌 | Gracilis | ● | | ● | | | |
| 梨狀肌 | Piriformis | | | | ● | | ● |
| 上孖肌 | Gemellus superior | | | | ● | | ● |
| 下孖肌 | Gemellus inferior | | | | ● | | ● |
| 閉孔內肌 | Obturator internus | | | | ● | | ● |
| 閉孔外肌 | Obturator externus | | | | | | ● |
| 股方肌 | Quadratus femoris | | | ● | | | ● |
| 半腱肌 | Semitendinosus | | ● | | | ● | |
| 半膜肌 | Semimembranosus | | ● | | | ● | |
| 股二頭肌 | Biceps femoris | | ● | | | | ● |

# 動作與肌肉對照表

## 膝關節

| 肌肉名稱 | | 屈曲 | 伸展 | 內旋 | 外旋 |
|---|---|:---:|:---:|:---:|:---:|
| 股內側肌 | Vastus medialis | | ● | | |
| 股外側肌 | Vastus lateralis | | ● | | |
| 股中間肌 | Vastus intermedius | | ● | | |
| 股直肌 | Rectus femoris | | ● | | |
| 縫匠肌 | Sartorius | ● | | | ● |
| 半腱肌 | Semitendinosus | ● | | ● | |
| 半膜肌 | Semimembranosus | ● | | ● | |
| 股二頭肌 | Biceps femoris | ● | | | ● |
| 股薄肌 | Gracilis | ● | | ● | |
| 膕肌 | Popliteus | ● | | | |
| 腓腸肌 | Gastrocnemius | ● | | | |

## 小腿

| 肌肉名稱 | | 踝關節蹠曲 | 踝關節背曲 | 足外翻 | 足內翻 | 趾屈曲 | 趾伸展 |
|---|---|:---:|:---:|:---:|:---:|:---:|:---:|
| 腓腸肌 | Gastrocnemius | ● | | | | | |
| 比目魚肌 | Soleus | ● | | | | | |
| 脛前肌 | Tibialis anterior | | ● | | ● | | |
| 脛後肌 | Tibialis posterior | ● | | | ● | | |
| 腓長肌 | Peroneus longus | ● | | ● | | | |
| 腓短肌 | Peroneus brevis | ● | | ● | | | |
| 第三腓骨肌 | Peroneus tertius | ● | | ● | | | |
| 屈趾長肌 | Flexor digitorum longus | ● | | | ● | ● | |
| 屈拇趾長肌 | Flexor hallucis longus | ● | | | ● | ● | |
| 伸趾長肌 | Extensor digitorum longus | | ● | ● | | | ● |
| 伸拇趾長肌 | Extensor hallucis longus | | ● | | ● | | ● |

## 足部

| 肌肉名稱 | | 趾屈曲 | 趾伸展 | 趾內收 | 趾外展 |
|---|---|:---:|:---:|:---:|:---:|
| 屈趾短肌 | Flexor digitorum brevis | ● | | | |
| 屈拇趾短肌 | Flexor hallucis brevis | ● | | | |
| 屈小趾短肌 | Flexor digiti minimi brevis | ● | | | |
| 伸趾短肌 | Extensor digitorum brevis | | ● | | |
| 伸拇趾短肌 | Extensor hallucis brevis | | ● | | |
| 外展小趾肌 | Abductor digiti minimi | | | | ● |
| 外展拇趾肌 | Abductor hallucis | | | | ● |
| 內收拇趾肌 | Adductor hallucis | | | ● | |
| 蚓狀肌 | Lumbricales | ● | ● | ● | |
| 足底骨間肌 | Plantar interosseous | ● | | ● | |
| 足背骨間肌 | Dorsal interosseous | ● | | | ● |

## 手部

| 肌肉名稱 | | 屈曲 | 伸展 | 內收 | 外展 |
|---|---|:---:|:---:|:---:|:---:|
| 屈指淺肌 | Flexor digitorum superficialis | ● | | | |
| 屈指深肌 | Flexor digitorum profundus | ● | | | |
| 屈拇指長肌 | Flexor pollicis longus | ● | | | |
| 屈拇指短肌 | Flexor pollicis brevis | ● | | | |
| 屈小指短肌 | Flexor digiti minimi brevis | ● | | | |
| 伸指肌 | Extensor digitorum | | ● | | |
| 伸拇指長肌 | Extensor pollicis longus | | ● | | |
| 伸拇指短肌 | Extensor pollicis brevis | | ● | | |
| 伸食指肌 | Extensor indicis | | ● | | |
| 伸小指肌 | Extensor digiti minimi | | ● | | |
| 拇長展肌 | Abductor pollicis longus | | | | ● |
| 拇短展肌 | Abductor pollicis brevis | | | | ● |
| 內收拇指肌 | Adductor pollicis | | | ● | |
| 外展小趾肌 | Abductor digiti minimi | | | | ● |
| 蚓狀肌 | Lumbricales | ● | ● | | |
| 背側骨間肌 | Dorsal interosseous | ● | ● | ● | |

# 動作與肌肉對照表

## 手臂與腕關節

| 肌肉名稱 | | 肘關節屈曲 | 肘關節外展 | 前臂旋前 | 前臂旋後 | 腕關節屈曲 | 腕關節伸展 | 腕關節尺側偏斜 | 腕關節橈側偏斜 |
|---|---|---|---|---|---|---|---|---|---|
| 肱二頭肌 | Biceps brachii | ● | | | ● | | | | |
| 肱肌 | Brachialis | ● | | | | | | | |
| 肱三頭肌 | Triceps brachii | | ● | | | | | | |
| 肘後肌 | Anconeus | | ● | | | | | | |
| 肱橈肌 | Brachioradialis | ● | | | | | | | |
| 旋後肌 | Supinator | | | | ● | | | | |
| 旋前圓肌 | Pronator teres | | | ● | | | | | |
| 旋前方肌 | Pronator quadratus | | | ● | | | | | |
| 橈側伸腕長肌 | Extensor carpi radialis longus | | | | | | ● | | ● |
| 橈側伸腕短肌 | Extensor carpi radialis brevis | | | | | | ● | | ● |
| 尺側伸腕肌 | Extensor carpi ulnaris | | | | | | ● | ● | |
| 橈側屈腕肌 | Flexor carpi radialis | | | | | ● | | | ● |
| 尺側屈腕肌 | Flexor carpi ulnaris | | | | | ● | | ● | |
| 伸指肌 | Extensor digitorum | | | | | | ● | | |
| 伸拇指短肌 | Extensor pollicis brevis | | | | | | | | ● |
| 伸拇指長肌 | Extensor pollicis longus | | | | ● | | | | ● |
| 外展拇指長肌 | Abductor pollicis longus | | | | | | | | ● |

# 肩關節

| 肌肉名稱 | | 後縮 | 前突 | 上提 | 下壓 | 屈曲（手臂上舉） | 伸展（手臂向背後） | 內收 | 外展 | 內旋 | 外旋 |
|---|---|---|---|---|---|---|---|---|---|---|---|
| 菱形肌 | Rhomboids | ● | | | | | | | | | |
| 前鋸肌 | Serratus anterior | | ● | ● | | | | | ● | | |
| 斜方肌 | Trapezius | ● | | ● | ● | | | ● | ● | | |
| 提肩胛肌 | Levator scapulae | | ● | ● | | | | | | | |
| 闊背肌 | Latissimus dorsi | ● | | | ● | | ● | ● | | ● | |
| 大圓肌 | Teres major | | | | | | ● | ● | | ● | |
| 胸大肌 | Pectoralis major | | | | ● | ● | | ● | | ● | |
| 胸小肌 | Pectoralis minor | | ● | | ● | | | | | | |
| 前三角肌 | Anterior deltoid | | | | | ● | | | | ● | |
| 側三角肌 | Lateral deltoid | | | | | | | | ● | | |
| 後三角肌 | Posterior deltoid | | | | | | ● | | | | ● |
| 棘上肌 | Supraspinatus | | | | | | | | ● | | |
| 棘下肌 | Infraspinatus | | | | | | | | | | ● |
| 小圓肌 | Teres minor | | | | | | | ● | | | ● |
| 肩胛下肌 | Subscapularis | | | | | | | | | ● | |
| 肱二頭肌 | Biceps brachii | | | | | ● | | | | | |
| 喙肱肌 | Coracobrachialis | | | | | ● | | ● | | | |
| 肱三頭肌 | Triceps brachii | | | | | | ● | ● | | | |

# 解剖學索引
## 骨頭 BONES

1 頭骨 skull
2 下頷骨 mandible
3 頸椎 cervical spine
4 胸椎 thoracic spine
5 腰椎 lumbar spine
6 薦骨 sacrum
7 髂骨（骨盆）ilium bone (pelvis)
8 坐骨粗隆（坐骨）
  ischial tuberosity (sit bone)
9 股骨 femur
10 髕骨 patella
11 脛骨 tibia
12 腓骨 fibula
13 肋骨 ribs
14 胸骨 sternum
15 鎖骨 clavicle
16 肩胛骨 scapula
17 肱骨 humerus
18 橈骨 radius
19 尺骨 ulna
20 後足 hindfoot
21 中足 midfoot
22 前足 forefoot
23 腕骨（手腕）carpals (wrist)
24 掌骨 metacarpals
25 指骨 phalanges

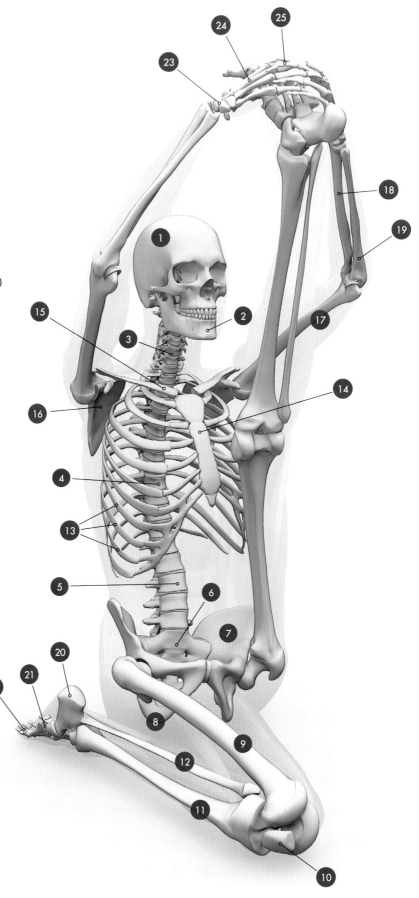

# 中軸與附肢骨骼
## AXIAL AND APPENICULAR SKELETONS

**中軸骨骼Axial Skeleton**

中軸骨骼由頭骨、脊椎骨以及胸廓組成。這些骨骼連結上肢附肢骨骼與下肢附肢骨骼，讓這兩個不同區塊的骨骼能夠互相作用。例如，在門閂式中，將雙手連結伸直腿足部，有助於側屈軀幹（中軸骨骼）。

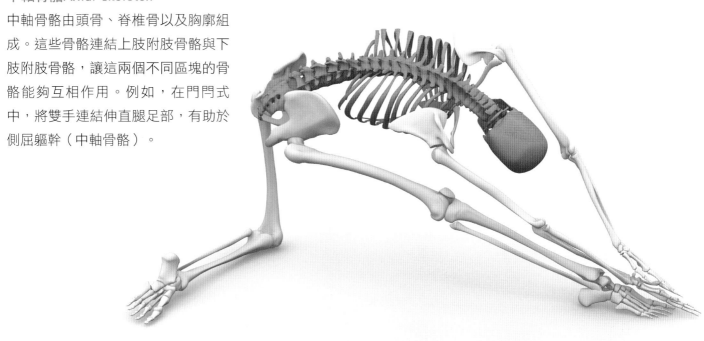

**附肢骨骼Appendicular Skeleton**

上肢附肢骨骼是由肩胛帶及上肢所組成。肩胛帶包含肩胛骨與鎖骨，連接手臂與軀幹。換句話說，肩胛帶連接起上肢附肢骨骼與中軸骨骼。下肢附肢骨骼則由骨盆帶與下肢構成。骨盆帶是由髂骨、坐骨與恥骨聯合組成。骨盆帶將下肢連接到中軸骨骼。

了解骨骼屬於不同區塊是很重要的，因為附肢骨骼能以槓桿作用來帶動中軸骨骼。換句話說，將手部碰觸到足部，可以改變脊椎的位置。

# 解剖學索引
## 肌肉 MUSCLES

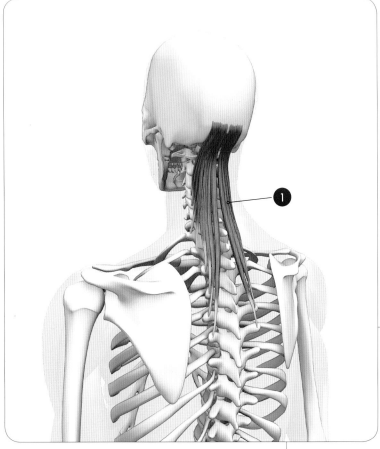

圖例

**起＝起端**
以身體中心點為參考點，肌肉連接到骨骼較靠近中心的一端。

**止＝止端**
以身體中心點為參考點，肌肉連接到骨骼較遠離中心的一端。

**動作**
這條肌肉收縮而造成的關節運動。

**1 頭半棘肌**

起：下頸椎和上胸椎橫突

止：枕骨

動作：伸展頭部（頭部後仰），協助轉動頭部。

**2 頭夾肌**

起：第7節頸椎和第1-4節胸椎的棘突

止：頭骨乳突，位於耳朵後方。

動作：伸展頭部和頸部；當單側收縮時，頸部會側向屈曲；頭部轉向肌肉收縮的一側。

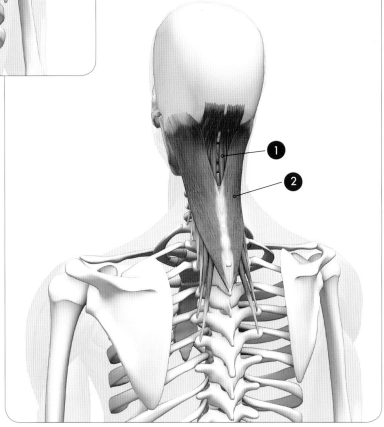

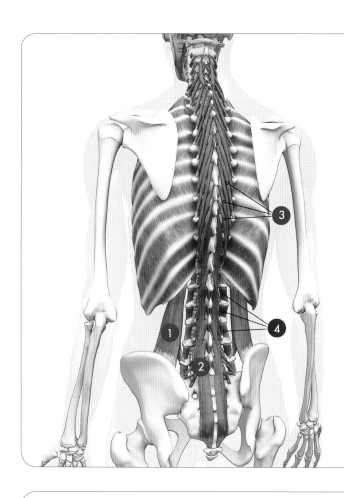

**1 腰方肌**

起：髂棘的後端

止：第12對肋骨的後側緣，第1-4節腰椎的橫突。

動作：側向屈曲脊椎（向側邊彎）；伸展並穩定腰椎，穩定第12對肋骨，深吸氣時會將其向下拉。

**2 多裂肌**

起：薦骨以及髂後上棘的後端，腰椎、胸椎和頸椎橫突（沿著脊椎向上分布）。

止：從起端的脊骨向上兩個脊骨；肌肉纖維是以對角線向身體中線走，到達止端脊骨的棘突。

動作：在伸展、屈曲、旋轉時穩定脊骨。

**3 胸半棘肌**

起：第6-10節胸椎橫突

止：下頸椎和上胸椎棘突

動作：伸展和旋轉上胸椎及下頸椎。

**4 側橫突間肌**

起：腰椎橫突

止：鄰近起端脊骨上方的脊骨橫突

動作：側向屈曲腰椎

---

**1 上後鋸肌**

起：項韌帶與第7節頸椎到第4節胸椎的棘突

止：第2-5對肋骨的上緣

動作：在深吸氣時，以抬高肋骨的方式擴展胸腔後側（後上鋸肌是呼吸的輔助肌）。

**2 下後鋸肌**

起：第11-12節胸椎、第1-3節腰椎的棘突，以及胸腰筋膜。

止：第9-12對肋骨的下緣

動作：在吸氣時穩定肋骨下半部

**3 胸棘肌**

起：第6-10節胸椎的橫突

止：第6-7節頸椎、第1-4節胸椎的棘突

動作：伸展上胸椎及下頸椎

**4 胸最長肌**

起：薦骨後端，以及第11-12節胸椎、第1-5節腰椎的棘突。

止：第1-12節胸椎的橫突，第4-12對肋骨的內緣。

動作：側屈及伸展脊椎，在吸氣時協助擴展胸腔。

**5 腰髂肋肌**

起：薦骨後端

止：第7-12對肋骨的後端

動作：側屈及伸展腰椎

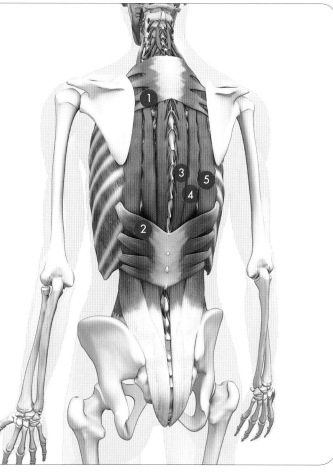

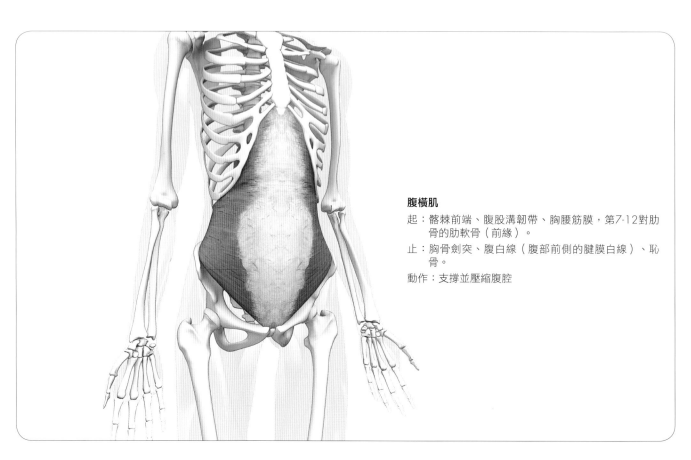

**腹橫肌**

起：髂棘前端、腹股溝韌帶、胸腰筋膜，第7-12對肋
　　骨的肋軟骨（前緣）。

止：胸骨劍突、腹白線（腹部前側的腱膜白線）、恥
　　骨。

動作：支撐並壓縮腹腔

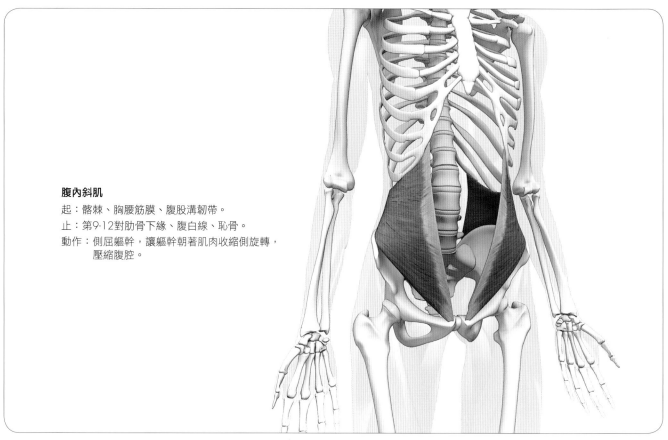

**腹內斜肌**

起：髂棘、胸腰筋膜、腹股溝韌帶。

止：第9-12對肋骨下緣、腹白線、恥骨。

動作：側屈軀幹，讓軀幹朝著肌肉收縮側旋轉，
　　　壓縮腹腔。

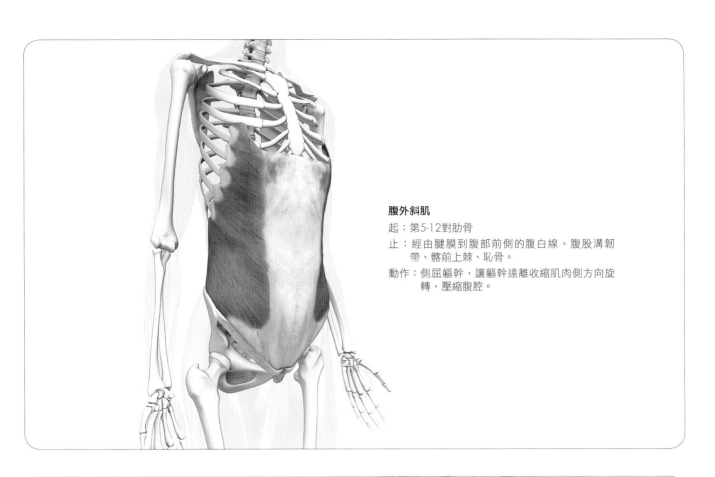

**腹外斜肌**

起：第5-12對肋骨

止：經由腱膜到腹部前側的腹白線、腹股溝韌
　　帶、髂前上棘、恥骨。

動作：側屈軀幹，讓軀幹遠離收縮肌肉側方向旋
　　　轉，壓縮腹腔。

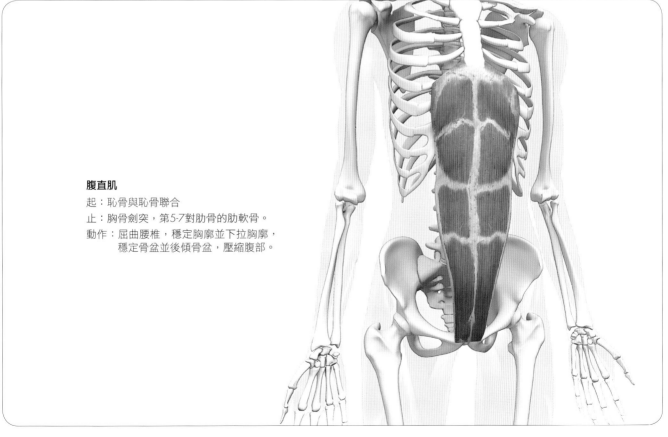

**腹直肌**

起：恥骨與恥骨聯合

止：胸骨劍突，第5-7對肋骨的肋軟骨。

動作：屈曲腰椎，穩定胸廓並下拉胸廓，
　　　穩定骨盆並後傾骨盆，壓縮腹部。

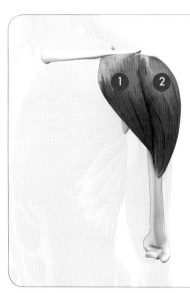

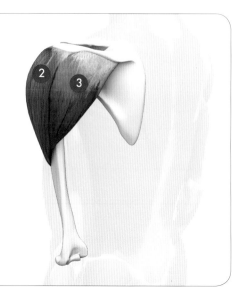

**1 前三角肌**

起：鎖骨前方上端三分之一處

止：肱骨幹外側表面的三角肌粗隆

動作：向前屈曲並內旋肱骨

**2 側三角肌**

起：肩胛骨肩峰突的側向邊緣

止：肱骨幹外側表面的三角肌粗隆

動作：接續旋轉肌群的棘上肌的起始動作，
繼續外展肱骨。

**3 後三角肌**

起：肩胛棘

止：肱骨幹外側表面的三角肌粗隆

動作：伸展並外旋肱骨

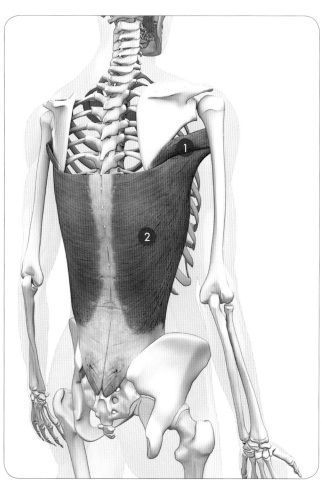

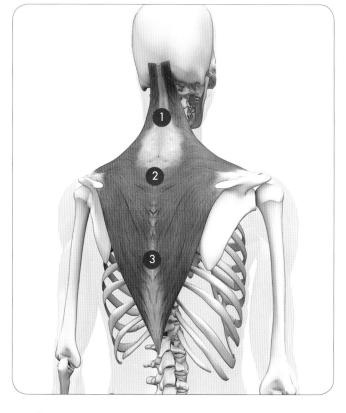

**1 大圓肌**

起：肩胛骨的下側邊緣

止：肱骨肱二頭肌溝

動作：內收並內旋肱骨

**2 闊背肌**

起：胸腰筋膜、髂棘的後部、第9-12對肋
骨、肩胛骨下緣

止：肱骨肱二頭肌溝

動作：伸展、內收，並內旋肱骨。

**1 上斜方肌**

起：枕骨、項韌帶

止：肩胛棘的上緣

動作：上提（抬起）肩胛帶，配合下斜方肌來旋轉肩胛骨
使手臂高舉過頭。

**2 中斜方肌**

起：第7節頸椎到第7節胸椎的棘突

止：肩峰內緣，鎖骨外側三分之一處的後端。

動作：內收肩胛骨（後縮）

**3 下斜方肌**

起：第8-12節胸椎的棘突

止：肩峰內緣，鎖骨外側三分之一處的後端。

動作：肩胛骨向下壓，幫助身體在手臂平衡動作中保持穩
定，配合上斜方肌來旋轉肩胛骨使手臂高舉過頭。

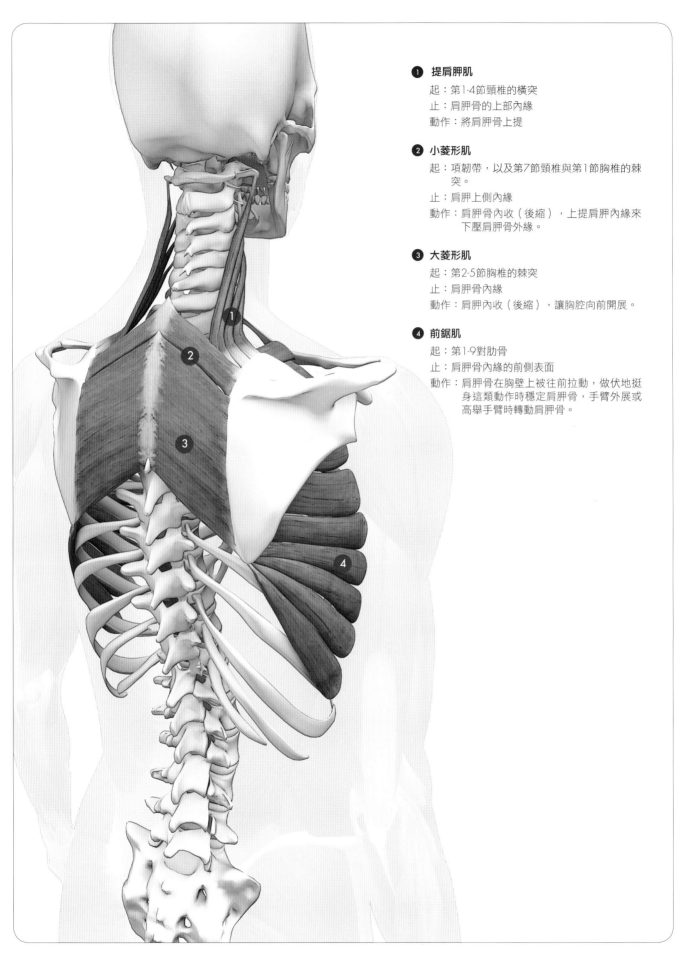

**❶ 提肩胛肌**

　　起：第1-4節頸椎的橫突

　　止：肩胛骨的上部內緣

　　動作：將肩胛骨上提

**❷ 小菱形肌**

　　起：項韌帶，以及第7節頸椎與第1節胸椎的棘突。

　　止：肩胛上側內緣

　　動作：肩胛骨內收（後縮），上提肩胛內緣來下壓肩胛骨外緣。

**❸ 大菱形肌**

　　起：第2-5節胸椎的棘突

　　止：肩胛骨內緣

　　動作：肩胛內收（後縮），讓胸腔向前開展。

**❹ 前鋸肌**

　　起：第1-9對肋骨

　　止：肩胛骨內緣的前側表面

　　動作：肩胛骨在胸壁上被往前拉動，做伏地挺身這類動作時穩定肩胛骨，手臂外展或高舉手臂時轉動肩胛骨。

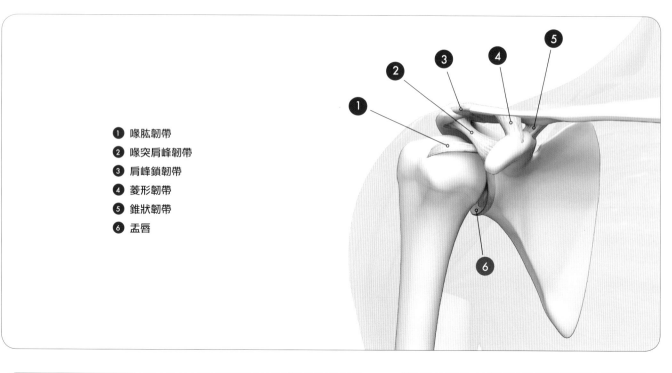

- **①** 喙肱韌帶
- **②** 喙突肩峰韌帶
- **③** 肩峰鎖韌帶
- **④** 菱形韌帶
- **⑤** 錐狀韌帶
- **⑥** 盂唇

**①** **棘上肌**

　　起：肩胛骨棘上窩
　　止：肱骨大結節
　　動作：開始肱骨的外展動作（手臂側向高舉），
　　　　　將肱骨頭穩定於肩關節窩內。

**②** **肩胛下肌**

　　起：肩胛下窩的肩胛骨前側表面
　　止：肱骨小結節
　　動作：內旋肱骨，將肱骨頭穩定於肩關節窩內。

**③** **小圓肌**

　　起：肩胛骨外緣的上部
　　止：肱骨大結節的後方下部
　　動作：外旋肱骨，將肱骨頭穩定於肩關節窩內。

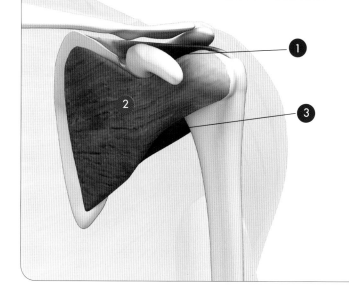

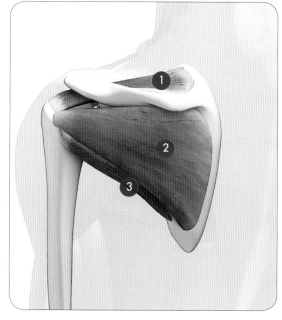

**①** **棘上肌**

　　起：肩胛骨棘上窩
　　止：肱骨大結節
　　動作：啟動肱骨的外展動作（手臂側向高舉），
　　　　　將肱骨頭穩定於肩關節窩內。

**②** **棘下肌**

　　起：肩胛骨棘下窩
　　止：肱骨大結節
　　動作：外旋肩關節

**③** **小圓肌**

　　起：肩胛骨外緣的上部
　　止：肱骨大結節的後方下部
　　動作：外旋肱骨，將肱骨頭穩定於肩關節窩內。

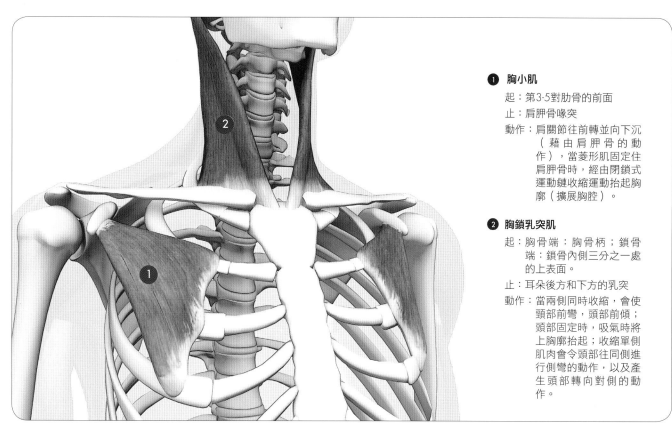

**❶ 胸小肌**

起：第3-5對肋骨的前面

止：肩胛骨喙突

動作：肩關節往前轉並向下沉（藉由肩胛骨的動作），當菱形肌固定住肩胛骨時，經由閉鎖式運動鏈收縮運動抬起胸廓（擴展胸腔）。

**❷ 胸鎖乳突肌**

起：胸骨端：胸骨柄；鎖骨端：鎖骨內側三分之一處的上表面。

止：耳朵後方和下方的乳突

動作：當兩側同時收縮，會使頸部前彎，頭部前傾；頭部固定時，吸氣時將上胸廓抬起；收縮單側肌肉會令頭部往同側進行側彎的動作，以及產生頭部轉向對側的動作。

**❶ 胸大肌**

起：胸肋端：胸骨柄前方以及胸骨體；鎖骨端：鎖骨的內側一半處。

止：肱骨上半的肱二頭肌溝外緣

動作：內收並內旋肱骨。胸肋端的纖維會將肱骨向下帶，橫過身體往對側髖部方向。鎖骨端的纖維會前屈並內旋肱骨，令肱骨橫過身體朝對側肩關節的方向移動。

**❷ 喙肱肌**

起：肩胛骨喙突

止：肱骨幹中段的內側表面

動作：協助胸肌內收肱骨與肩關節

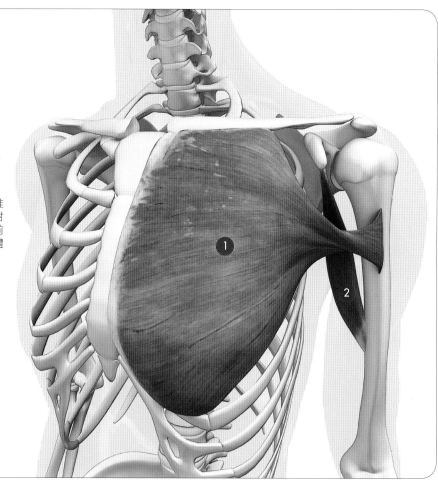

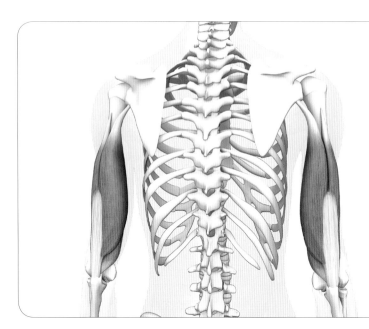

**肱三頭肌**

起：長頭端起於肩窩下緣的盂下結節；內側端與
　　外側端起於肱骨的後方表面與肌間隔膜。

止：尺骨鷹嘴突

動作：伸展肘關節，長頭端使手臂後移並內收。

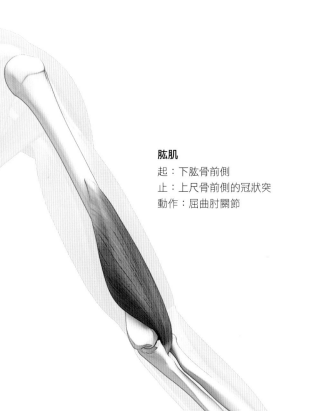

**肱肌**

起：下肱骨前側

止：上尺骨前側的冠狀突

動作：屈曲肘關節

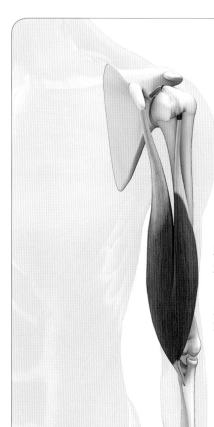

**肱二頭肌**

起：長頭端：肩關節盂（窩）
　　的上部；短頭端：肩胛骨
　　喙突。

止：橈骨上部的橈骨粗隆

動作：屈曲肘關節及前臂旋後

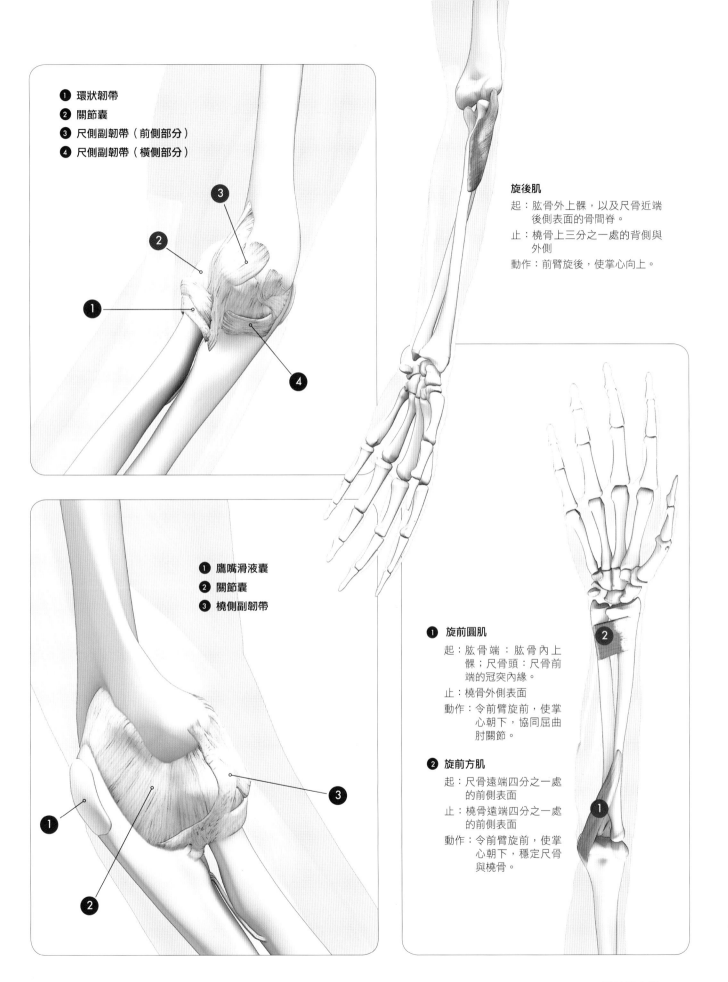

**1** 環狀韌帶
**2** 關節囊
**3** 尺側副韌帶（前側部分）
**4** 尺側副韌帶（橫側部分）

**旋後肌**

起：肱骨外上髁，以及尺骨近端
　　後側表面的骨間脊。

止：橈骨上三分之一處的背側與
　　外側

動作：前臂旋後，使掌心向上。

**1** 鷹嘴滑液囊
**2** 關節囊
**3** 橈側副韌帶

**1** 旋前圓肌

　　起：肱骨端：肱骨內上
　　　　髁；尺骨頭：尺骨前
　　　　端的冠突內緣。

　　止：橈骨外側表面

　　動作：令前臂旋前，使掌
　　　　　心朝下，協同屈曲
　　　　　肘關節。

**2** 旋前方肌

　　起：尺骨遠端四分之一處
　　　　的前側表面

　　止：橈骨遠端四分之一處
　　　　的前側表面

　　動作：令前臂旋前，使掌
　　　　　心朝下，穩定尺骨
　　　　　與橈骨。

**① 屈指深肌**

　起：尺骨上三分之二處的前表面與內
　　　表面，以及骨間膜（尺骨與橈骨
　　　之間）。

　止：手指指骨遠端的掌心面（前表
　　　面）

　動作：屈曲拇指，協同屈曲較近端指
　　　　　骨與腕關節。

**② 屈拇指長肌**

　起：橈骨骨幹中段的前表面、尺骨的
　　　冠狀突、內上髁

　止：拇指指骨遠端的掌心面（前表
　　　面）

　動作：屈曲拇指，協同屈曲腕關節。

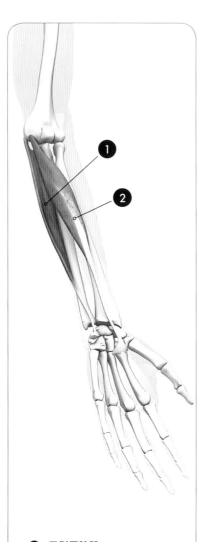

**屈指淺肌**

　起：肱骨內上髁、尺骨冠狀突、橈骨上
　　　部前緣

　止：兩條肌腱分別止於四根手指的中指
　　　骨兩側

　動作：屈曲手指的中指骨，協同腕關節
　　　　　屈曲。

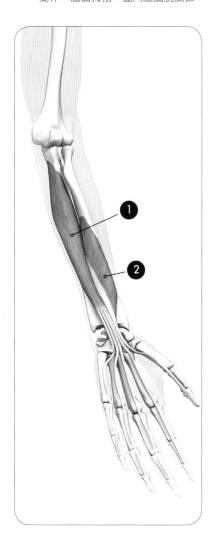

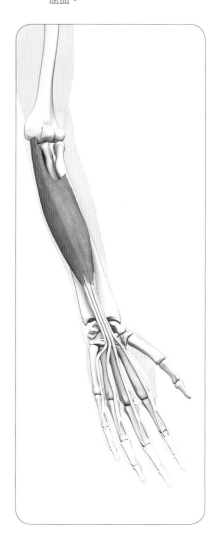

**① 尺側屈腕肌**

　起：肱骨內上髁，尺骨的內
　　　緣與上三分之二處。

　止：腕關節的豌豆骨，第五
　　　掌骨底部。

　動作：屈曲並內收腕關節，
　　　　　協同肘關節屈曲。

**② 橈側屈腕肌**

　起：肱骨內上髁

　止：第二掌骨底部

　動作：屈曲並內收腕關節，
　　　　　協同肘關節屈曲及旋
　　　　　前。

**① 肱橈肌**

起：肱骨的外側髁上嵴
止：橈骨的下部外側表面，莖突近端。
動作：屈曲肘關節

**② 橈側伸腕長肌**

起：肱骨的外側髁上嵴
止：第二掌骨底的背部表面
動作：伸展和外展腕關節

**③ 橈側伸腕短肌**

起：外側上髁經總伸韌帶
止：第三掌骨底的後側表面
動作：伸展和外展腕關節

**④ 尺側伸腕肌**

起：外側上髁越過總伸肌腱
止：第五掌骨底部
動作：伸展和內收腕關節

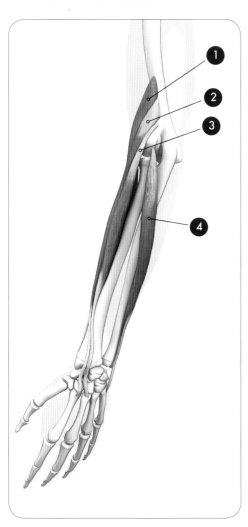

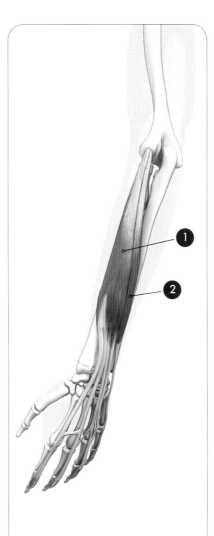

**① 伸指肌**

起：外側上髁越過總伸肌腱
止：四隻手指的指骨背部表面
動作：伸展手指，協同令手指
　　　自中線外展。

**② 小指伸肌**

起：外側上髁越過總伸肌腱
止：與指伸肌肌腱結合，止於
　　　小指背。
動作：伸展小指

**① 外展拇指長肌**

起：尺骨與橈骨的後側表面，覆蓋
　　骨頭中段三分之一處，骨間
　　膜。
止：第一掌骨外側表面
動作：伸展及外展拇指，協同前臂
　　　旋後及腕關節屈曲。

**② 伸拇指短肌**

起：橈骨遠端後側表面，骨間膜。
止：拇指近端指骨底後側
動作：伸展大拇指，協同腕關節外
　　　展。

**③ 伸拇指長肌**

起：尺骨後側表面中段三分之一
　　處，骨間膜。
止：拇指遠端指骨底後側
動作：伸展拇指，協同腕關節伸
　　　展。

**③ 伸食指肌**

起：尺骨遠端後側表面，骨間膜。
止：食指背腱膜，連到指骨近端指
　　節。
動作：伸展食指

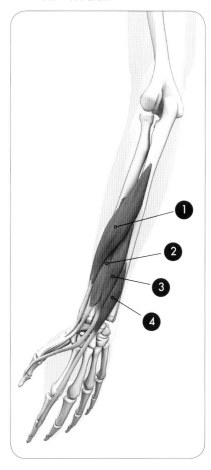

① 掌指關節與指節關節囊
② 掌側橈腕韌帶與腕骨間韌帶
③ 掌側尺腕韌帶

① 掌骨橫韌帶
② 背側腕骨間韌帶
③ 背側橈尺骨韌帶

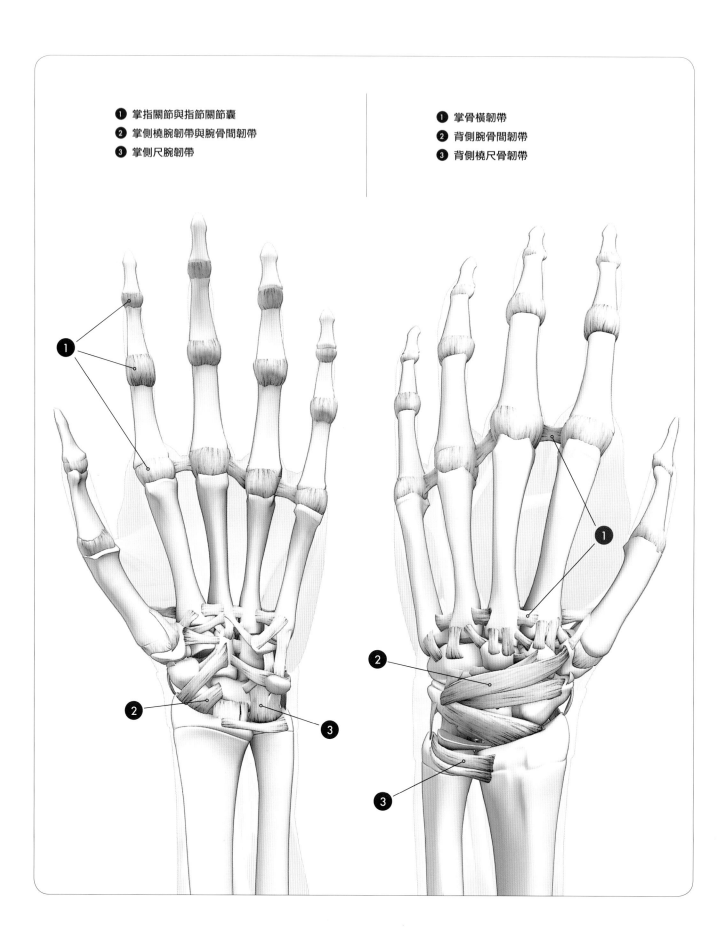

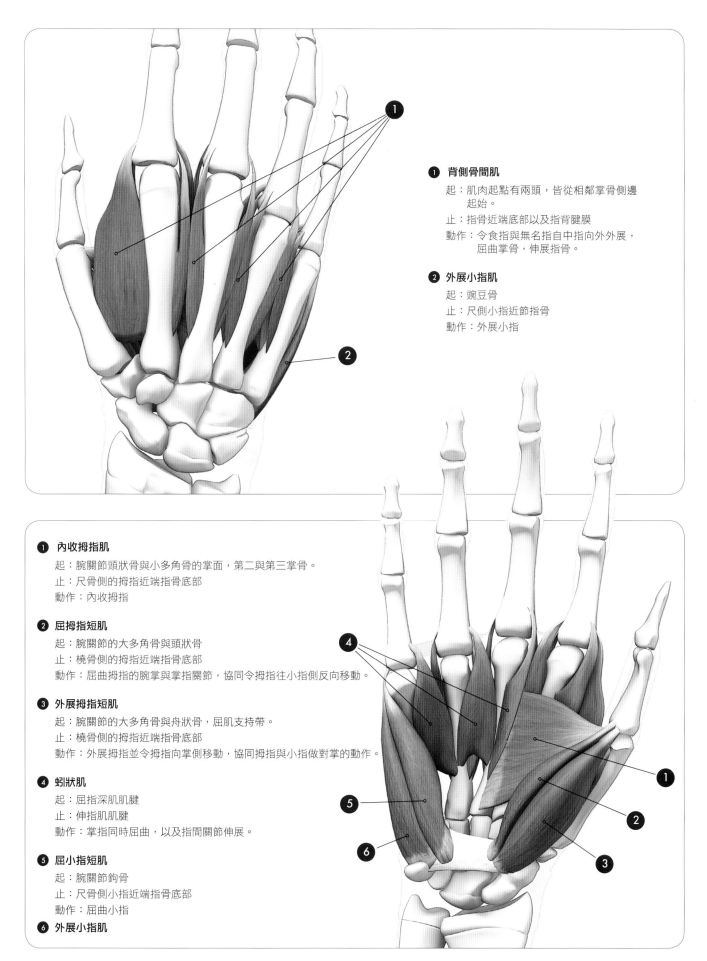

**① 背側骨間肌**

起：肌肉起點有兩頭，皆從相鄰掌骨側邊
　　起始。

止：指骨近端底部以及指背腱膜

動作：令食指與無名指自中指向外外展，
　　　屈曲掌骨，伸展指骨。

**② 外展小指肌**

起：豌豆骨

止：尺側小指近節指骨

動作：外展小指

**① 內收拇指肌**

起：腕關節頭狀骨與小多角骨的掌面，第二與第三掌骨。

止：尺骨側的拇指近端指骨底部

動作：內收拇指

**② 屈拇指短肌**

起：腕關節的大多角骨與頭狀骨

止：橈骨側的拇指近端指骨底部

動作：屈曲拇指的腕掌與掌指關節，協同令拇指往小指側反向移動。

**③ 外展拇指短肌**

起：腕關節的大多角骨與舟狀骨，屈肌支持帶。

止：橈骨側的拇指近端指骨底部

動作：外展拇指並令拇指向掌側移動，協同拇指與小指做對掌的動作。

**④ 蚓狀肌**

起：屈指深肌肌腱

止：伸指肌肌腱

動作：掌指同時屈曲，以及指間關節伸展。

**⑤ 屈小指短肌**

起：腕關節鉤骨

止：尺骨側小指近端指骨底部

動作：屈曲小指

**⑥ 外展小指肌**

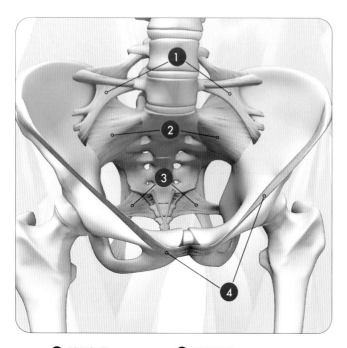

① 髂腰韌帶　　③ 薦棘韌帶
② 薦髂韌帶　　④ 腹股溝韌帶

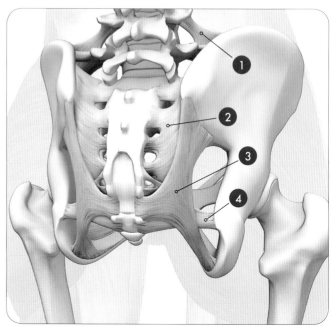

① 髂腰韌帶　　③ 薦結節韌帶
② 薦髂韌帶　　④ 薦棘韌帶

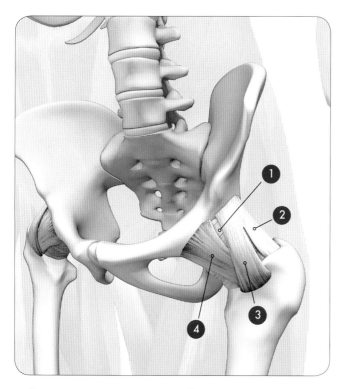

① 環狀層（髖關節囊）　　③ 前髂股韌帶
② 側髂股韌帶　　④ 恥股韌帶

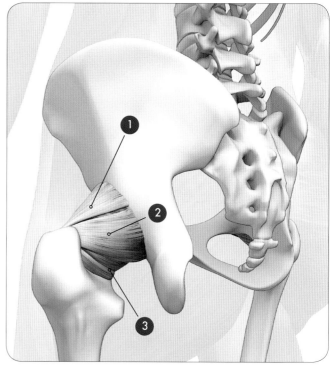

① 側髂股韌帶　　③ 環狀層（髖關節囊）
② 坐股韌帶

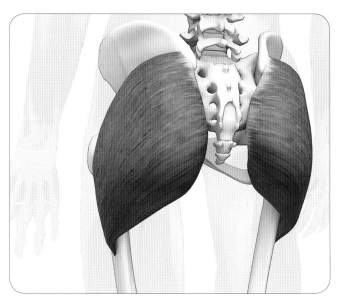

**臀大肌**

起：髂骨後外側表面與薦骨後側表面

止：上束纖維連到髂脛束，下束纖維連到臀肌粗隆。

動作：伸展、外旋並穩定髖關節

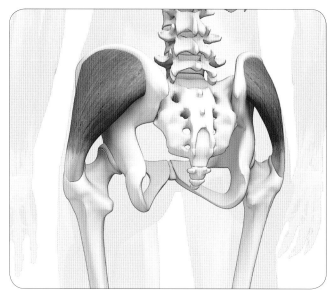

**臀中肌**

起：髂骨外側表面

止：大轉子

動作：外展髖關節，前側纖維內旋並屈曲髖關節，後側纖維外旋並伸展髖關節。

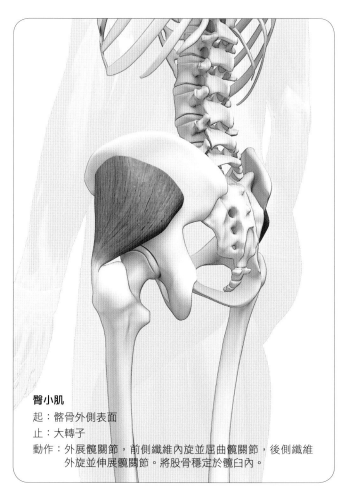

**臀小肌**

起：髂骨外側表面

止：大轉子

動作：外展髖關節，前側纖維內旋並屈曲髖關節，後側纖維外旋並伸展髖關節。將股骨穩定於髖臼內。

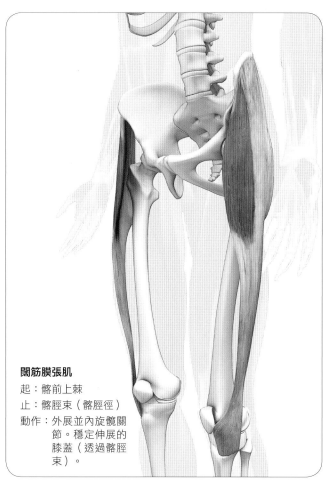

**闊筋膜張肌**

起：髂前上棘

止：髂脛束（髂脛徑）

動作：外展並內旋髖關節。穩定伸展的膝蓋（透過髂脛束）。

**①　梨狀肌**
　　起：薦骨後側表面
　　止：大轉子
　　動作：外旋、外展、伸展、穩定
　　　　　髖關節

**②　上孖肌**
　　起：坐骨棘
　　止：大轉子
　　動作：外旋、內收髖關節

**③　閉孔內肌**
　　起：閉孔膜和坐骨
　　止：大轉子
　　動作：外旋、內收髖關節

**④　下孖肌**
　　起：坐骨粗隆
　　止：大轉子
　　動作：外旋、內收髖關節

**⑤　股方肌**
　　起：坐骨粗隆
　　止：轉子間嵴
　　動作：外旋、內收髖關節

**⑥　閉孔外肌**
　　起：閉孔膜和坐骨
　　止：大轉子
　　動作：外旋、內收髖關節

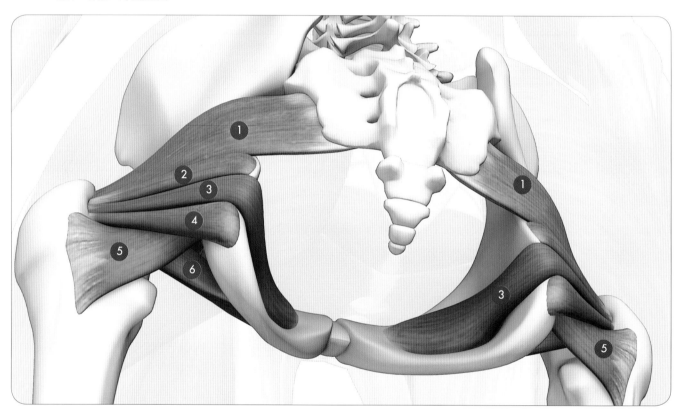

**①　腰大肌**
　　起：第12節胸椎到第4節腰椎椎體
　　　　和椎間盤
　　止：小轉子
　　動作：屈曲並外旋髖關節，穩定腰
　　　　　椎。

**②　髂肌**
　　起：髂骨內側表面
　　止：小轉子
　　動作：屈曲髖關節並外旋髖關節，
　　　　　與腰大肌一起使骨盆前傾。

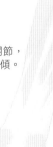
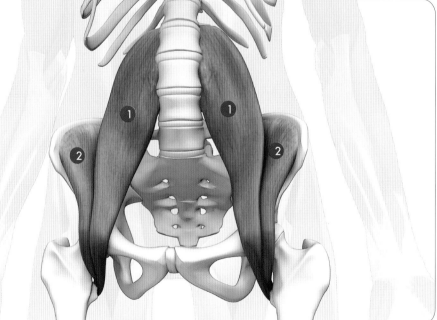

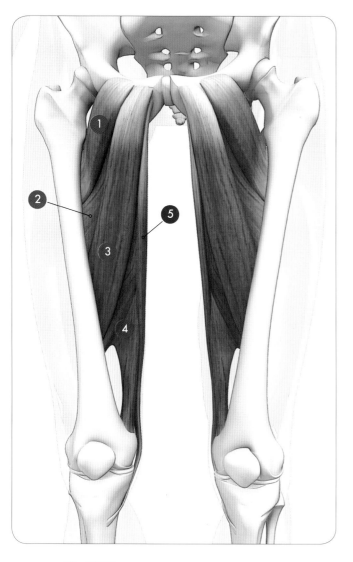

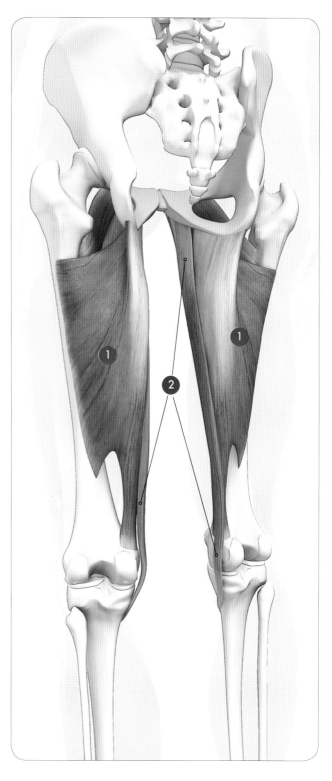

**①　恥骨肌**

　起：恥骨
　止：股骨粗線
　動作：內收、外旋並協同屈曲股骨

**②　內收短肌**

　起：恥骨
　止：股骨粗線
　動作：內收、屈曲股骨，穩定骨盆。

**③　內收長肌**

　起：恥骨
　止：股骨粗線
　動作：內收、屈曲股骨，穩定骨盆。

**④　內收大肌**

　起：恥骨和坐骨粗隆
　止：股骨粗線和股骨內上髁
　動作：內收、外旋，並伸展股骨。

**⑤　股薄肌**

　起：恥骨
　止：脛骨內側
　動作：內收並屈曲髖關節，屈曲和內旋膝關節。

**①　內收大肌**
**②　股薄肌**

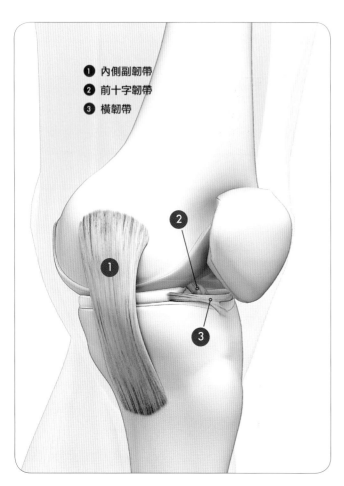

❶ 內側副韌帶
❷ 前十字韌帶
❸ 橫韌帶

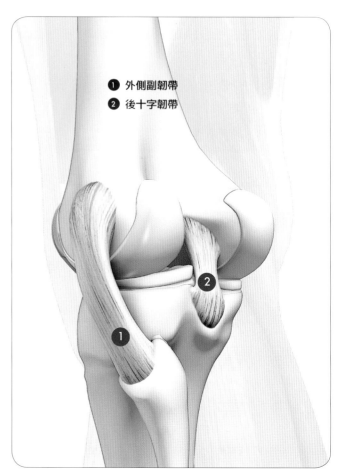

❶ 外側副韌帶
❷ 後十字韌帶

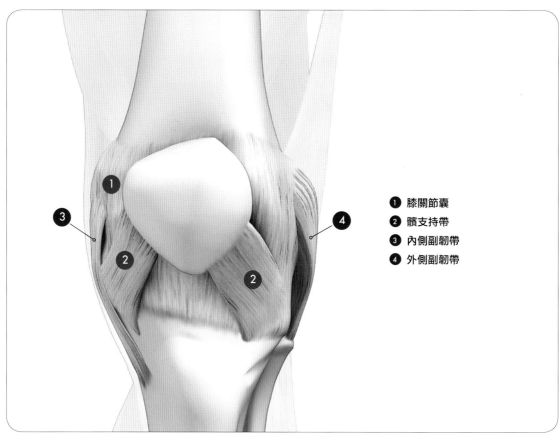

❶ 膝關節囊
❷ 髕支持帶
❸ 內側副韌帶
❹ 外側副韌帶

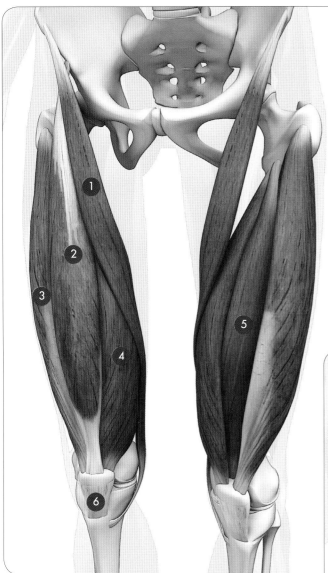

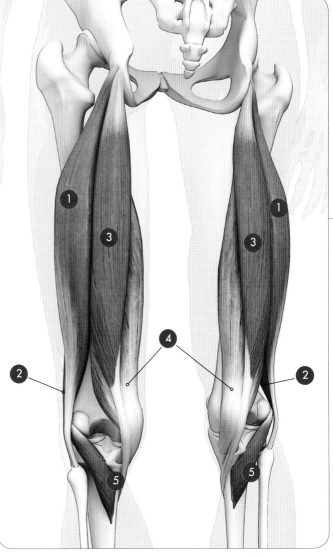

**❶ 縫匠肌**

起：髂前上棘

止：脛骨內側的鵝足肌腱

動作：屈曲、外展、外旋髖關節；屈曲並內旋膝關節。

**❷ 股直肌**

起：髂前上棘

止：經由髕骨韌帶連到前側脛骨

動作：屈曲髖關節，使骨盆前傾，伸展膝關節。

**❸ 股外側肌**

起：外側股骨

止：經由髕骨韌帶連到前側脛骨

動作：伸展膝關節

**❹ 股內側肌**

起：內側股骨

止：經由髕骨韌帶連到前側脛骨

動作：伸展膝關節

**❺ 股中間肌**

起：前側股骨

止：經由髕骨韌帶連到前側脛骨

動作：伸展膝關節

**❻ 髕骨韌帶**

**❶ 股二頭肌長頭端**

起：坐骨粗隆

止：腓骨頭

動作：伸展髖關節，屈曲和外旋膝關節。

**❷ 股二頭肌短頭端**

起：股骨後側表面

止：腓骨頭

動作：伸展髖關節，屈曲和外旋膝關節。

**❸ 半腱肌**

起：坐骨粗隆

止：脛骨內側鵝足肌腱

動作：伸展髖關節，屈曲和內旋膝關節。

**❹ 半膜肌**

起：坐骨粗隆

止：內側脛骨髁後方

動作：伸展髖關節，屈曲和內旋膝關節。

**❺ 膕肌**

起：外側股骨髁

止：膝關節下的脛骨後側表面

動作：屈曲並內旋膝關節

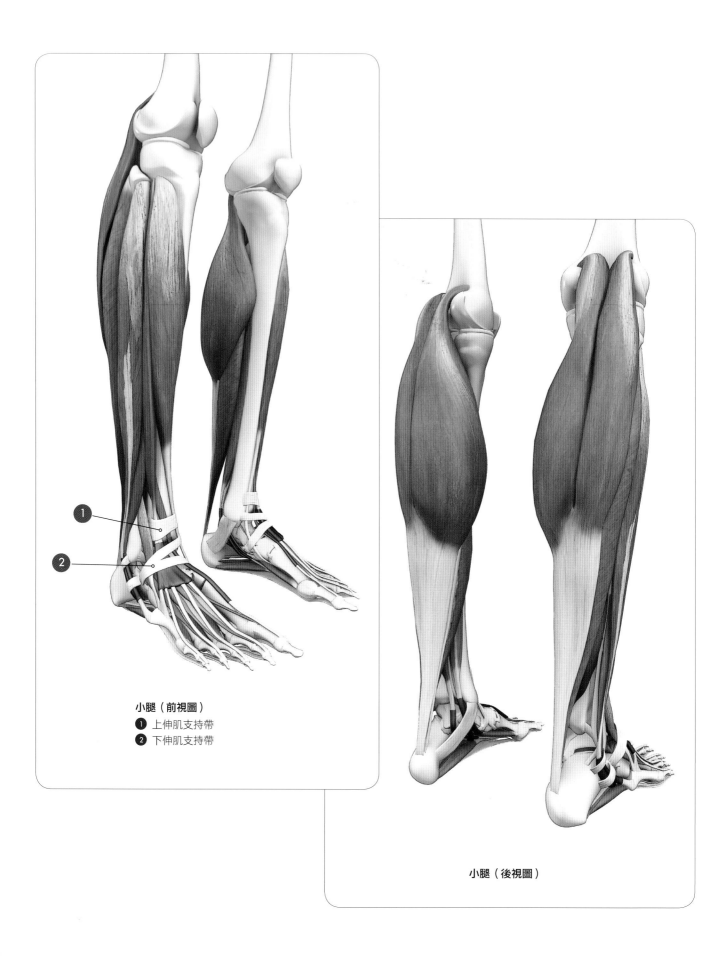

小腿（前視圖）

❶ 上伸肌支持帶

❷ 下伸肌支持帶

小腿（後視圖）

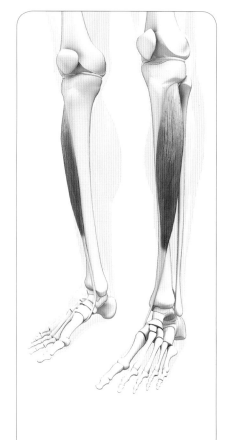

**① 腓骨長肌**

　起：腓骨頭與腓骨外側近端三分之二處

　止：第一掌骨底部與內側楔狀骨

　動作：蹠屈踝關節以及外翻距下關節，
　　　　支持足部橫弓。

**② 腓骨短肌**

　起：腓骨側面的遠端一半處，肌間膜。

　止：第五蹠骨底

　動作：蹠屈踝關節，並外翻距下關節。

**③ 第三腓骨肌**

　起：腓骨遠端前側

　止：第五蹠骨底

　動作：背屈踝關節並外翻距下關節

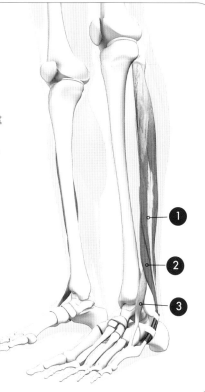

**脛前肌**

　起：前脛骨上三分之二處和骨間膜

　止：楔狀骨內側，第一蹠骨底

　動作：背屈踝關節，內翻距下關節。

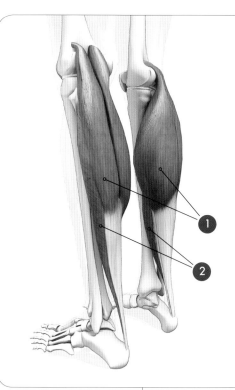

**① 腓腸肌**

　起：內側頭由內側股骨髁起
　　　始；外側頭由外側股骨髁
　　　起始

　止：經由阿基里斯腱到達跟骨

　動作：蹠屈並內翻踝關節，屈
　　　　曲膝關節。

**② 比目魚肌**

　起：腓骨頭以及腓骨頸後側

　止：沿著阿基里斯腱到達跟骨

　動作：蹠屈踝關節，內翻距下
　　　　關節。

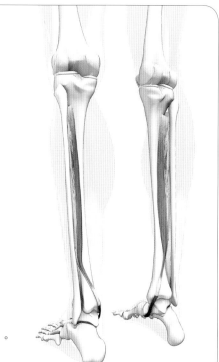

**脛後肌**

　起：脛骨和腓骨之間的骨間膜

　止：舟狀骨、楔狀骨，以及第2-4蹠骨。

　動作：蹠屈踝關節，內翻距下關節，支持縱向和橫向的足弓。

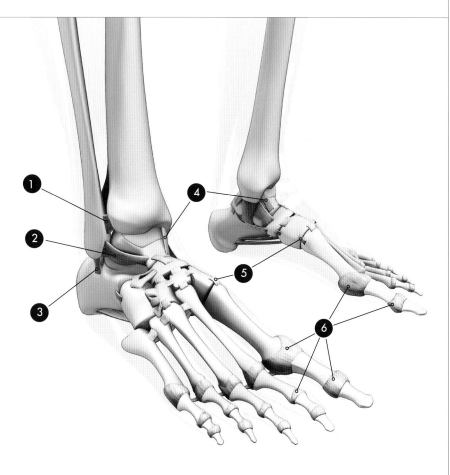

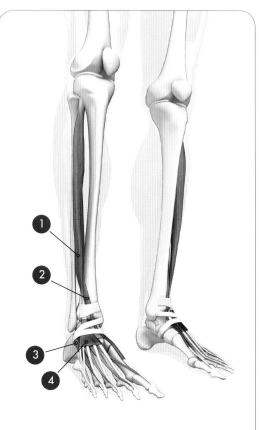

| | |
|---|---|
| **①** 前脛腓韌帶 | **④** 前脛距韌帶 |
| **②** 前距腓韌帶 | **⑤** 背側蹠骨韌帶 |
| **③** 跟腓韌帶 | **⑥** 指間關節囊 |

**①** **伸趾長肌**

起：外側脛骨髁、腓骨頭、骨間膜
止：指背腱膜和第2-5腳趾的遠端指骨底
動作：背屈踝關節，外翻距下關節，並伸
　　　展腳趾的蹠趾關節與趾間關節。

**②** **伸拇趾長肌**

起：腓骨內側表面，骨間膜。
止：指背腱膜和大拇趾遠端指骨底
動作：背屈踝關節，外翻距下關節，並伸
　　　展大拇趾。

**③** **伸趾短肌**

起：跟骨的背側表面
止：指背腱膜和第2-4腳趾的中間指骨底
動作：伸展第2-4腳趾的蹠趾關節與近端趾
　　　間關節

**④** **伸肌腱鞘膜**

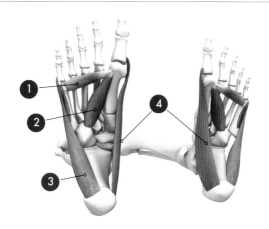

**❶ 內收拇趾肌（橫向纖維）**

　　起：第3-5腳趾的蹠趾關節

　　止：經籽骨連到大拇趾近端指骨底

　　動作：內收及屈曲大拇趾，支持橫向足弓。

**❷ 內收拇趾肌（斜向纖維）**

　　起：第2-4蹠骨底、側楔狀骨、骰骨

　　止：經籽骨連到大拇趾近端指骨底

　　動作：內收及屈曲大拇趾，支持縱向足弓。

**❸ 外展小趾肌**

　　起：跟骨、蹠腱膜

　　止：小趾近節指骨底

　　動作：屈曲蹠趾關節和外展小趾，支持縱向足弓。

**❹ 外展拇趾肌**

　　起：跟骨、蹠腱膜

　　止：大拇趾近端指骨底

　　動作：屈曲並外展大腳趾，支持縱向足弓。

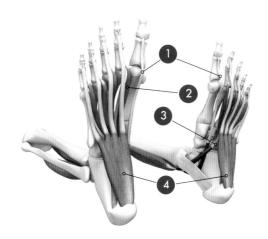

**❶ 屈拇趾長肌**

　　起：腓骨後側表面、骨間膜

　　止：大拇趾遠端底部

　　動作：蹠屈踝關節，內翻距下關節，屈曲大拇趾，支持縱向足弓。

**❷ 蚓狀肌**

　　起：屈趾長肌肌腱內緣

　　止：第2-5腳趾趾背腱膜

　　動作：屈曲蹠趾關節，伸展第2-5腳趾的趾間關節，內收腳趾。

**❸ 屈趾長肌**

　　起：脛骨後側表面

　　止：第2-5腳趾的遠端指骨底

　　動作：蹠屈踝關節，內翻距下關節，蹠屈腳趾。

**❹ 屈趾短肌**

　　起：跟骨、蹠腱膜

　　止：第2-5腳趾趾骨中段

　　動作：屈曲腳趾，支持縱向足弓。

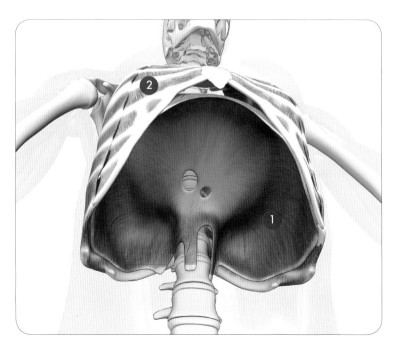

**①　橫膈膜**

　起：肋弓下緣，胸骨劍突的後側表面，主動脈
　　　的弓狀韌帶，第1-3節腰椎。

　止：中心腱

　動作：主要的呼吸肌，協助壓縮腹部。

**②　肋間肌**

　起：內肋間肌自肋骨上緣的表面起始；外肋間
　　　肌自肋骨下緣起始。

　止：內肋間肌止於上一根肋骨下緣；外肋間肌
　　　止於下一根肋骨上緣。

　動作：內肋間肌在呼氣時降低肋骨；外肋間肌
　　　　在吸氣時抬高肋骨。

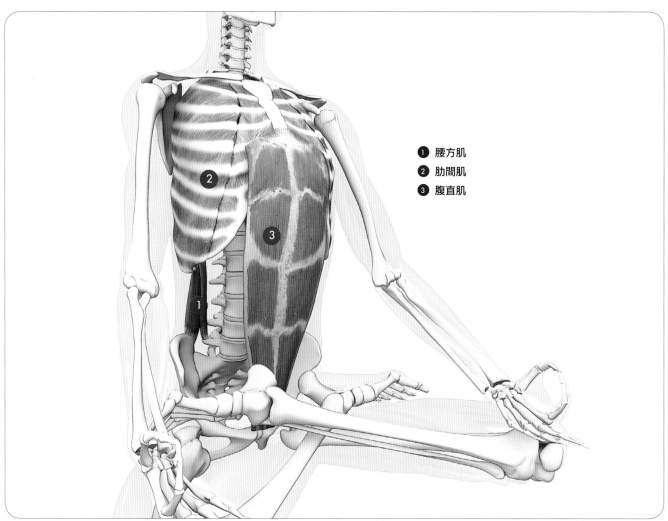

**①　腰方肌**

**②　肋間肌**

**③　腹直肌**

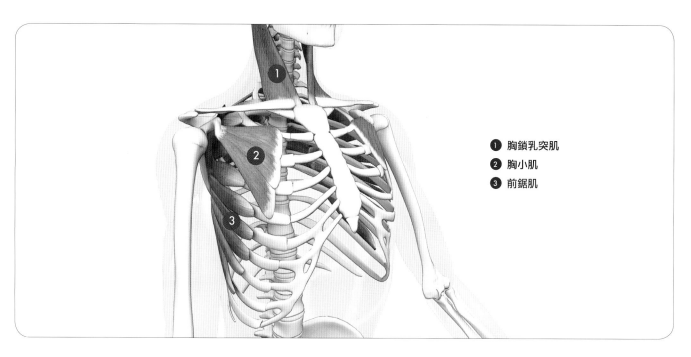

1 胸鎖乳突肌
2 胸小肌
3 前鋸肌

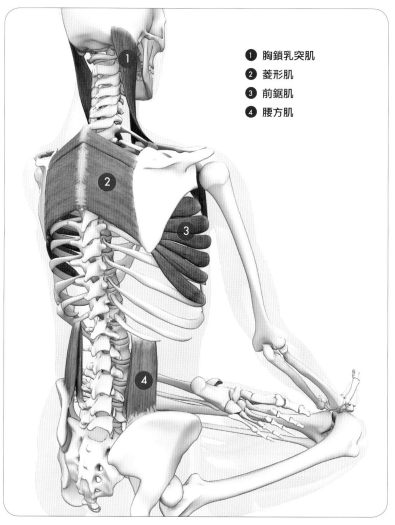

1 胸鎖乳突肌
2 菱形肌
3 前鋸肌
4 腰方肌

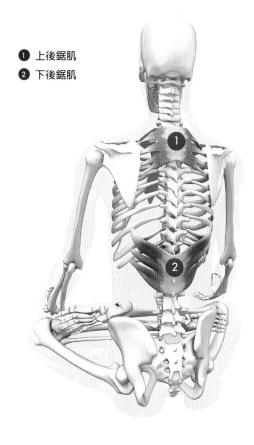

1 上後鋸肌
2 下後鋸肌

# 肌肉與韌帶中文索引

# 專有名詞解釋

外展 Abduction 遠離身體身體中線。

呼吸輔助肌 Accessory muscles of breathing 附著在胸廓和胸腔上的肌肉，當人體進行呼氣和吸氣時，協助加深橫膈膜的動作。呼吸輔助肌肉包括菱形肌、胸肌、腰方肌、胸鎖乳突肌、肋間肌等諸多肌肉。

主動收縮力量不足現象 Active insufficiency 肌肉縮短或拉長到無法再有效移動關節的程度，即是主動不足。比方說龜式，當髖關節完全屈曲時，腰大肌已經短到無法再加強屈曲髖關節。遇到這種情形，要以槓桿原理善用身體其他部位，例如把手臂從膝關節底下穿過，促進屈曲髖關節。

內收 Adduction 接近身體身體中線。

主動肌 Agonist 意指某塊肌肉收縮，使關節形成特定動作，這塊肌肉就叫做主動肌（有時候又叫作原動肌）。例如肱肌收縮，肘關節就會屈曲。

肺泡 Alveoli 像囊一般的球狀結構，其中薄膜壁是肺部交換氣體的部位。

解剖學 Anatomy 一門研究生物構造的學問。肌肉骨骼解剖學則專門研究骨骼、韌帶、肌肉和肌腱。

拮抗肌 Antagonist 這些肌肉會與主動肌所形成的動作抗衡，並對關節產生反向的動作。例如，膝關節伸展時，膕旁肌就是股四頭肌的抗拮肌。

前傾 Anteversion 往前傾斜。

腱膜 Aponeurosis 纖維厚實的筋膜，為肌肉附著之處。例如，腹肌附著在腹白線（linea alba）兩旁，這條厚厚的腱膜就位在腹部正前方。

附肢骨骼 Appendicular skeleton 由肩關節（肩胛帶）、上肢、骨盆和下肢組成。

瑜伽體位法 Asana 梵文，意指瑜伽體位法。

自主神經系統 Autonomic nervous system 是神經系統的一部分，絕大部分是無意識控制呼吸、心跳、血壓、消化和其他功能。又分成交感神經系統（戰鬥與逃跑）和副交感神經系統（休息和消化）。

中軸骨骼 Axial skeleton 由頭骨、脊椎和胸廓組成。

鎖印 Bandha Bandha是梵文，意指綑綁、鎖住、穩定。利用肌群共同收縮，可在瑜伽體位上形成鎖印。

生物力學 Biomechanics 把機械物理力學運用在身體上。例如，收縮二頭肌，使肘關節屈曲。

腕骨 Carpals 腕關節的骨頭，由舟狀骨（scaphoid）、月狀骨（lunate）、三角骨（triquetrum）、鉤狀骨（hamate）、頭狀骨（capitate）、小多角骨（trapezoid）、大多角骨（trapezium）組成。

重心 Center of gravity 物體重量分布的中心，也是該物體的平衡點。

重心投射 Center of gravity projection 重力往下延伸，並且遠離身體。例如在戰士三式，重心通過手臂和後腳投射出去，以平衡姿勢。

脈輪 Chakra 精微體（subtle body）之中的輪狀中心，或是能量集中之處。脈輪其實對應著神經叢，像是第一、第二脈輪就對應到腰神經叢（lambar plexusy）。

閉鎖式運動鏈收縮／運動 Closed chain contraction／movement 肌肉的止端保持固定不動，而肌肉的起端可以移動。例如，三角伸展式的腰肌收縮使軀幹屈曲的動作，即是閉鎖式運動鏈運動。

共同收縮／共同啟動 Co-contraction／co-activation 主動肌和抗拮肌同時收縮，以穩定關節。例如，共同啟動腓骨長、短肌和脛後肌，可以穩定踝關節。

核心肌群 Core muscles 由腹橫肌、腹內外斜肌、腹直肌、豎脊肌、腰肌、臀大肌、骨盆隔膜組成。

凝視點 Drishti 梵文，意指視線焦點或凝視點。

離心收縮 Eccentric contraction 肌肉拉長時，依然產生張力（收縮）。

豎脊肌 Erector spinae 由三條與脊骨平行的深層背部肌肉所組成，分別是棘肌、最長肌和髂肋肌。

外翻 Eversion 足底面（經由踝關節）翻轉，遠離身體中線（足底向外側）。這個動作連帶會使前足旋前（內旋）。

伸展 Extension 伸展擴大骨頭與骨頭之間的距離和空間，讓兩塊骨頭分得更開的關節運動。

誘發式伸展 Facilitated stretching 是一種強而有力的伸展方式，先把肌肉拉長至固定長度，接著收縮肌肉一段時間。這會刺激高爾基腱器，進而形成「放鬆反應」，導致肌肉放鬆、拉長。誘發式伸展又稱為本體感覺神經肌肉促進術（PNF）。

筋膜 Fascia 包覆在肌肉外層，區隔以及連結各塊肌肉的結締組織。筋膜也可形成讓肌肉附著的腱膜。

屈曲 Flexion 縮小骨頭間隙、把各塊骨頭拉近的關節運動。

假肋 False ribs 肋骨共計十二對，其中五對肋骨，後與脊椎骨相連，前面則附著在肋軟骨（costal cartilage）之上，這五對肋骨便稱為假肋。

前足 Forefoot 足部末梢部位，接鄰中足。前足由蹠骨和趾骨（以及與其相對應的關節）構成。前足的動作包括腳趾的屈曲與伸展，此外還可使足弓加深。

盂肱關節 Glenohumeral joint 是個球窩滑液關節，也是肱骨頭（球）與肩盂窩的銜接之處。

高爾基腱器 Golgi tendon organ 是個感覺受器，位在肌肉肌腱連接處，負責偵測肌肉張力的變化。高爾基腱器一偵測到異狀，馬上把訊息傳到中樞神經系統，由中樞神經命令肌肉放鬆，使肌肉「鬆弛」。這是為了避免肌腱自骨骼附著點被撕裂。高爾基腱器在本體感覺神經肌肉促進術（PNF）或誘發式伸展裡都扮演重要角色。

後足 Hindboot 通常意指跟骨和距骨。後足的關節是距下關節（subtalar joint），負責足部內翻和外翻的動作。例如，戰士一式後腳的足部就是內翻的動作。

膕旁肌群 Hamstrings 又稱大腿後側肌群，包含三條肌肉：股二頭肌、半膜肌和半腱肌，起點都在坐骨粗隆，終點都在小腿骨，主導大腿伸直功能。（中文版編注）

髂脛束 Iliotibial tract 從大腿外側一路延伸下來的纖維筋膜組織，最後融入膝關節囊側面。此外，髂脛束也是闊筋膜張肌和部分臀大肌的附著之處。

夾擊症候群 Impingement 骨頭之間的間隙變窄或遭受磨蝕。夾擊現象會引起發炎或疼痛。例如，因為椎間盤突出導致神經根受到壓迫。肱骨頭和肩峰之間也會出現夾擊的情況，導致肩膀疼痛。

止端 Insertion 肌肉（經由肌腱）連結骨頭的遠端附著點，相較於位在肌肉另一頭的起端，止端通常距離身體身體中線較遠，動作也比較多。

內翻 Inversion 足底面轉向身體身體中線（足部往內轉）。這個動作連帶會使前足旋後（外旋）。

等長收縮 Isometric Contraction 肌肉帶有張力，長度卻沒有縮短，骨頭也不會移動。

等張收縮 Isotonic Contraction 肌肉雖然縮短，但在運動過程中張力保持不變。

行動／行動力 Kriya 梵文，意指動作或活力（activity）。

槓桿作用 Leverage 利用槓桿長度創造力學上的優勢。例如練習扭轉三角式，手放在足部外側，把手臂的長度當作槓桿，把身體轉過來。

肌力作用線 Line of action 通過身體的肌力假想線。例如在側角伸展式，就有一條肌力作用線從指尖延伸至足跟。

掌骨 Metacarpals 介於腕骨（腕關節）和指頭之間的區域，亦即掌心的五塊骨頭。

中足 Midfoot 介於前足和後足的中間部位。中足由舟狀骨、骰骨和三塊楔形骨所構成。功能是協助前足旋後和旋前。

身印 Mudra 梵文，意指封印。身印通常搭配手勢，指尖以特定的方式相互碰觸。其他種類的身印則要結合全身的能量鎖印才能夠形成。

肌梭 Muscle spindle 位在肌腹裡的感覺受納器，負責偵測肌肉的長度與張力。肌梭一偵測到異狀，馬上把訊息傳到中樞神經系統，由中樞神經命令肌肉收縮，以對抗伸展。此一反射動作是為了避免肌肉撕裂。

開放式運動鏈收縮／運動 Open chain contraction／movement 肌肉的止端可以移動，而肌肉的起端保持固定不動。例如在戰士二式當中，三角肌收縮、抬起手臂的動作即是開放式運動鏈運動。

起端 Origin 肌肉連結骨頭（和肌腱）的近端附著點，相較位於肌肉另一頭的止端，起端通常距離身體身體中線較近，動作也比較少。

扭轉 Parrivrtta 梵文，意指某個瑜伽體位的旋轉、扭轉或翻轉變化式。例如，扭轉三角式是三角伸展式的扭轉版本。

骨盆帶 Pelvic girdle 意指髂骨（ilium）、坐骨（ischium）、恥骨（public bones）和恥骨聯合（public symphysis）。

生理學 Physiology 一門關於生物機能的研究。大部分生理學過程是在無意識的情況下發生，不過卻可以被意識所影響。例如呼吸和誘發式伸展。

本體感覺神經肌肉促進術 PNF 全名是 Proprioceptive Neuromuscular Facilitation，又稱為誘發式伸展（請參閱誘發式伸展的說明）。

背部運動鏈 Posterior kinetic chain 由一組位在身體背部、彼此相互連結的韌帶、肌腱和肌肉所構成。背部運動鏈包含膕旁肌、臀大肌、豎脊肌、斜方肌、背闊肌、後三角肌。

呼吸法 Pranayama 一門控制呼吸的瑜伽藝術。

原動肌 Prime mover 意指收縮某塊肌肉，形成特定的動作，這塊肌肉就叫做原動肌。例如股四頭肌（quadriceps）收縮，膝關節就會伸展。原動肌這個詞有時等同於主動肌。

橈側偏移 Radial deviation 手往食指這一側傾移，或遠離身體身體中線。

交互抑制作用 Reciprocal inhibition 大腦指示主動肌收縮，但同時又給拮抗肌下達抑制動作的命令，使其放鬆。此一生理學過程完全不受意識所控制。

後傾 Retroversion 向後傾斜。

旋轉 Rotation 環繞縱軸的關節動作。例如在大休息式時，我們把肱骨外旋，使掌心朝上。

肩胛肱骨韻律 Scapulohumeral rhythm 盂肱關節和肩胛胸廓關節的同時運動，使肩關節外展、屈曲。例如當我們在練習舉臂式時，只要手臂高舉過頭，就會產生肩胛肱骨韻律。

肩胛帶 Shoulder girdle 指鎖骨和肩胛骨。

協同肌 Synergist 幫助和微調主動肌或原動肌的動作。協同肌雖然也能形成相同的動作，但效果不若主動肌明顯。例如，恥骨肌協助腰肌屈曲髖關節。

真肋 True ribs 肋骨總共有十二對，其中1-7對肋骨後與脊椎骨相連，前與胸骨相接，這七對肋骨稱之為真肋。

尺側偏移 Ulnar deviation 手往小指這一側水平偏移，或是靠近身體身體中線。

# 體位法梵文索引與發音

| 梵文體位名稱 | 梵文體位名稱 | 英文譯名 | 中文譯名 | 頁次 |
|---|---|---|---|---|
| Ardha Badha Padma Paschimottanasana | [ARE-dah BAH-dah pod-MAH POSH-ee-moh-tun-AWS-ah-nah] | Half-Bound Lotus Forward Bend | 坐姿單盤前彎式 | 16, 144 |
| Ardha Matsyendrasana | [ARE-dah MOT-see-en-DRAHS-anna] | Half Lord of the Fishes Pose | 半魚王式 | 98 |
| Ardha Padmasana | [ARE-dah pod-MAHS-anna] | Half-Lotus Pose | 半蓮花式 | 98 |
| Baddha Konasana | [BAH-dah cone-NAHS-anna] | Bound Angle Pose | 束角式 | 28, 33, 40 |
| Dandasana | [don-DAHS-anna] | Staff Pose | 手杖式 | 34, 39, 42, 98, 106 |
| Hanumanasana | [hah-new-mahn-AHS-anna] | Monkey Pose | 猴神哈努曼式 | 14, 89 |
| Janu Sirsasana | [JAH-new shear-SHAHS-anna] | Head-to-Knee Pose | 頭碰膝式 | 19, 114, 122, 135, 144, 146 |
| Krounchasana | [crown-CHAHS-anna] | Heron Pose | 鴛鴦式 | 7, 9, 136 |
| Kurmasana | [koohr-MAH-sah-nah] | Tortoise Pose | 龜式 | 6, 74 |
| Marichyasana III | [mar-ee-chee-AHS-anna] | Great Sage Pose | 聖哲馬利奇式三 | 68 |
| Navasana | [nuh-VAHS-anna] | Boat Pose | 船式 | 152, 160 |
| Padmasana | [pod-MAHS-anna] | Lotus Pose | 蓮花坐式（雙盤） | 16, 17, 33, 96, 144, 146, 151 |
| Parighasana | [par-ee-GOSS-anna] | Cross Bar of the Gate Pose | 門閂式 | 80 |
| Parighasana I | [par-ee-GOSS-anna] | Cross Bar of the Gate Pose I | 坐姿門閂式 | 82 |
| Parivrtta Trikonasana | [par-ee-vrit-tah trik-cone-AHS-anna] | Revolving Triangle Pose | 扭轉三角式 | 66 |
| Paschimottanasana | [POSH-ee-moh-tan-AHS-anna] | Intense Stretch to the West Pose | 坐姿前彎式 | 7, 10, 13, 40, 108, 122 |
| Sukhasana | [SOOK-ahs-anna] | Easy Cross-Legged Pose | 簡易坐式（散盤） | 26, 96 |
| Supta Padangusthasana A | [soup-TAH pod-ang-goosh-TAHS-anna] | Sleeping Big-Toe Pose Version A | 仰臥手抓腳趾伸展式 A | 11, 60 |
| Supta Padangusthasana B | [soup-TAH pod-ang-goosh-TAHS-anna] | Sleeping Big-Toe Pose Version B | 仰臥手抓腳趾伸展式 B | 8, 48 |
| Supta Padangusthasana, Bent-Knee Version | [soup-TAH pod-ang-goosh-TAHS-anna] | Sleeping Big-Toe Pose, Bent-Knee Version | 仰臥手抓腳趾屈膝變化式 | 54, 76 |
| Supta Padangusthasana, Revolving Version | [soup-TAH pod-ang-goosh-TAHS-anna] | Sleeping Big-Toe Pose, Revolving Version | 仰臥手抓腳趾側轉變化式 | 66 |
| Tadasana | [tah-DAS-anna] | Mountain Pose | 山式 | 106 |

| | | | | |
|---|---|---|---|---|
| Triang Mukhaikapada Paschimottanasana | [tree-AWN-guh moo-KA-eh-ka-paw-duh POSH-ee-moh-tun-AWS-anna] | Three Limbs Face One Foot Pose | 單腿跪伸展式 | 8,9,15,128,136,140 |
| Trikonasana | [trik-cone-AHS-anna] | Extended Triangle Pose | 三角伸展式 | 50 |
| Ubhaya Padangusthasana | [oub-HA-ya pod-awng-goosh-TAWS-anna] | Both Feet Big-Toe Pose | 手抓腳趾雙腿向上伸展式 | 160 |
| Upavistha Konasana | [oo-pah-VEESH-tah cone-AHS-anna] | Wide-Angle Seated Forward Bend | 坐角式 | 7, 28, 40, 76 |
| Uttanasana | [OOT-tan-AHS-ahna] | Intense Forward-Bending Pose | 站姿前彎式 | 124 |

| 其他梵文專有名詞 | 發音 | 中譯名 | 頁次 |
|---|---|---|---|
| Asana | [AHS-anna] | 體位法 | —— |
| Ashtanga | [UHSSH-TAWN-gah] | 八肢瑜伽 | —— |
| Bandha | [bahn-dah] | 鎖印 | 15, 66, 80, 96, 120, 150 |
| Chakra | [CHUHK-ruh] | 脈輪 | —— |
| Drishti | [dr-ISH-tee] | 凝視點 | —— |
| Hatha | [huh-tuh] | 哈達（ha是太陽，tha是月亮） | 6, 12, 26 |
| Jalandhara | [jah-lahn-DHA-rah bahn-dah] | 扣胸鎖印 | 17 |
| Kriya | [kr-EE-yah] | 行動、活力 | —— |
| Mudra | [MOO-drah] | 身印 | —— |
| Mula Bandha | [moo-lah bahn-dah] | 根鎖 | 15-17 |
| Namasté | [nah-moss-te (te rhymes with day)] | 感恩 | —— |
| Pranayama | [PRAH-nah-yama] | 呼吸法／能量控制法 | —— |
| Udyana | [oo-dee-YAH-nah BAHN-dah] | 臍鎖 | 17 |
| Ujjayi | [oo-jy (jy rhymes with pie)-ee] | 聲音呼吸法／勝利呼吸法 | —— |
| Vinyasa | [vin-YAH-sah] | 串連動作 | —— |
| Yoga | [YO-gah] | 瑜伽 | —— |

# 體位法英文索引

# 體位法中文索引

國家圖書館出版品預行編目(CIP)資料

身體前彎及髖關節伸展瑜伽：矯正骨盆、強化肌群、遠離疼痛的
身體解剖書／雷.隆(Ray Long)著；李岳凌，黃宛瑜譯. -- 初版. -- 新北市：
大家出版：遠足文化發行, 2014.03
　　面；　公分
譯自：Yoga mat companion. 2, anatomy for hip openers and forward bends
ISBN 978-986-6179-71-6(平裝)
1.瑜伽 2.人體解剖學

411.15　　　　　　　　　　　　　　　　　　　　　103002296

本書是參考圖書，並非醫療手冊。不可用來診斷或治療任何醫療或外科上的問題。本書所
提供的資訊，不可取代健康照護者提供的治療。如有醫療上的疑慮，請諮詢專業醫師。身
體如有特殊情況，務必取得醫師開立的許可文件，才可練習瑜伽或參加訓練計畫。一定要
在合格、有經驗的瑜伽老師督導和帶領下練習瑜伽。聽從合格瑜伽老師的指引以避免受
傷。由於練習瑜伽或從事訓練活動而導致身體受傷，非本書作者、繪圖者、編輯、出版社
與經銷商之責。

**Yoga Mat Companion II: Anatomy for Hip Openers and Forward Bends**

© 2010 BY Ray Long

Complex Chinese language translation rights arranged with the Bandha Yoga

Through Lee's Literary Agency, Taiwan

© 2014 by Walkers Cultural Enterprise Ltd. (Common Master Press)

All rights reserved

◎有著作權・侵犯必究◎

—本書如有缺頁、破損、裝訂錯誤，請寄回更換—

Yoga Mat Companion II: Anatomy for Hip Openers and Forward Bends
身體前彎及髖關節伸展瑜伽：
矯正骨盆、強化肌群、遠離疼痛的身體解剖書

作者・雷・隆（Ray Long）｜譯者・李岳凌、黃宛瑜｜全文審訂・Judy吳惠美、趙子杰｜責任編輯・宋宜
真｜編輯協力・杜欣祐｜全書設計・陳安如｜內頁排版・菩薩蠻數位文化有限公司｜行銷企畫・陳詩
韻｜總編輯・賴淑玲｜社長・郭重興｜發行人兼出版總監・曾大福｜出版者・大家出版｜發行・遠足文
化事業股份有限公司　231　新北市新店區民權路108-4號8樓　電話・(02)2218-1417　傳真・(02)8667-
1851｜劃撥帳號・19504465　戶名・遠足文化事業有限公司｜法律顧問・華洋法律事務所　蘇文生律
師｜定價・550元｜初版一刷・2014 年 3 月｜初版三刷・2015 年 4 月｜